La Abuelita de Jeannie Ann Tiene Cáncer de Mama

Por Diane Davies

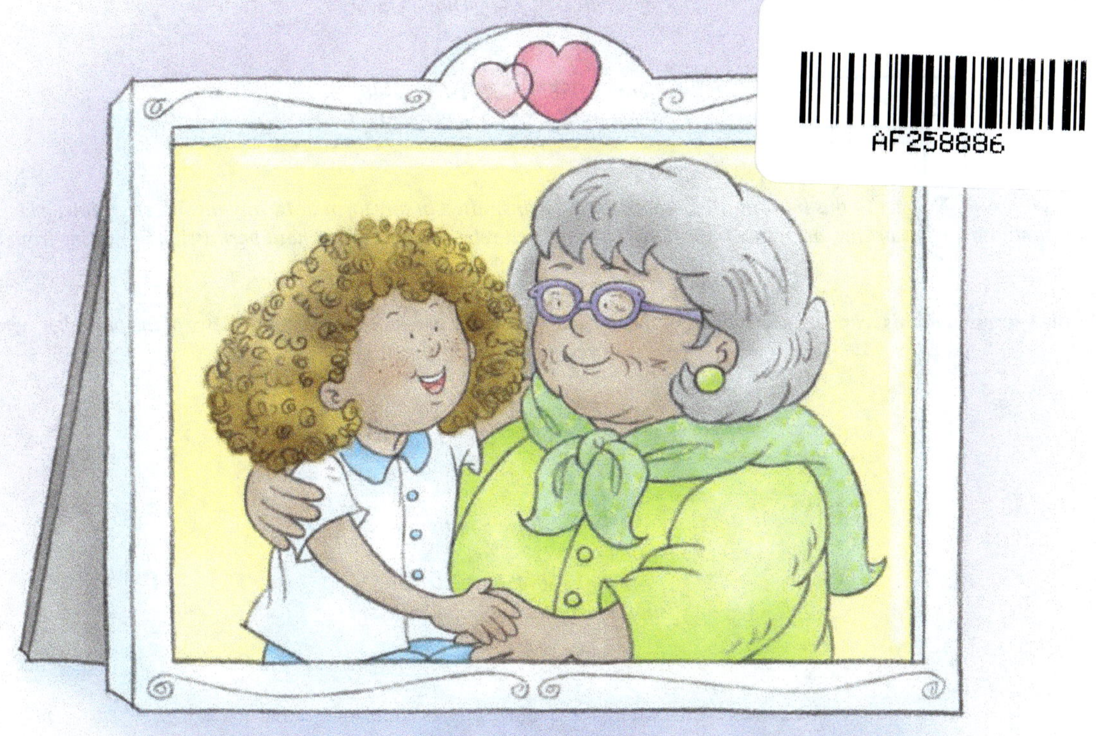

Ilustrado por CA Nobens

La Abuelita de Jeannie Ann Tiene Cáncer de Mama

Copyright © 2023 by Diane Davies

Paperback ISBN: 978-1-63812-489-4
Ebook ISBN: 978-1-63812-492-4

All rights reserved. No part in this book may be produced and transmitted in any form or by any means, electronic, or mechanical, including photocopying, recording, or by any information storage and retrieval system, without permission in writing from the copyright owner.

The views expressed in this work are solely those of the author and do not necessarily reflect the views of the publisher hereby disclaims any responsibility for them.

Published by Pen Culture Solutions   01/13/2023

Pen Culture Solutions
1-888-727-7204 (USA)
1-800-950-458 (Australia)
support@penculturesolutions.com

Hola, me llamo Jeannie Ann. Tengo el pelo rizado y grueso así como pecas en la nariz.
Vivo en una casa normal con mi familia también normal.
Estoy en primer grado y me encanta la escuela.
Me encanta el almuerzo, el recreo, la clase de gimnasia, las matemáticas y las ciencias.
Y me encantan los libros, ¡así que creo que la biblioteca es lo mejor!

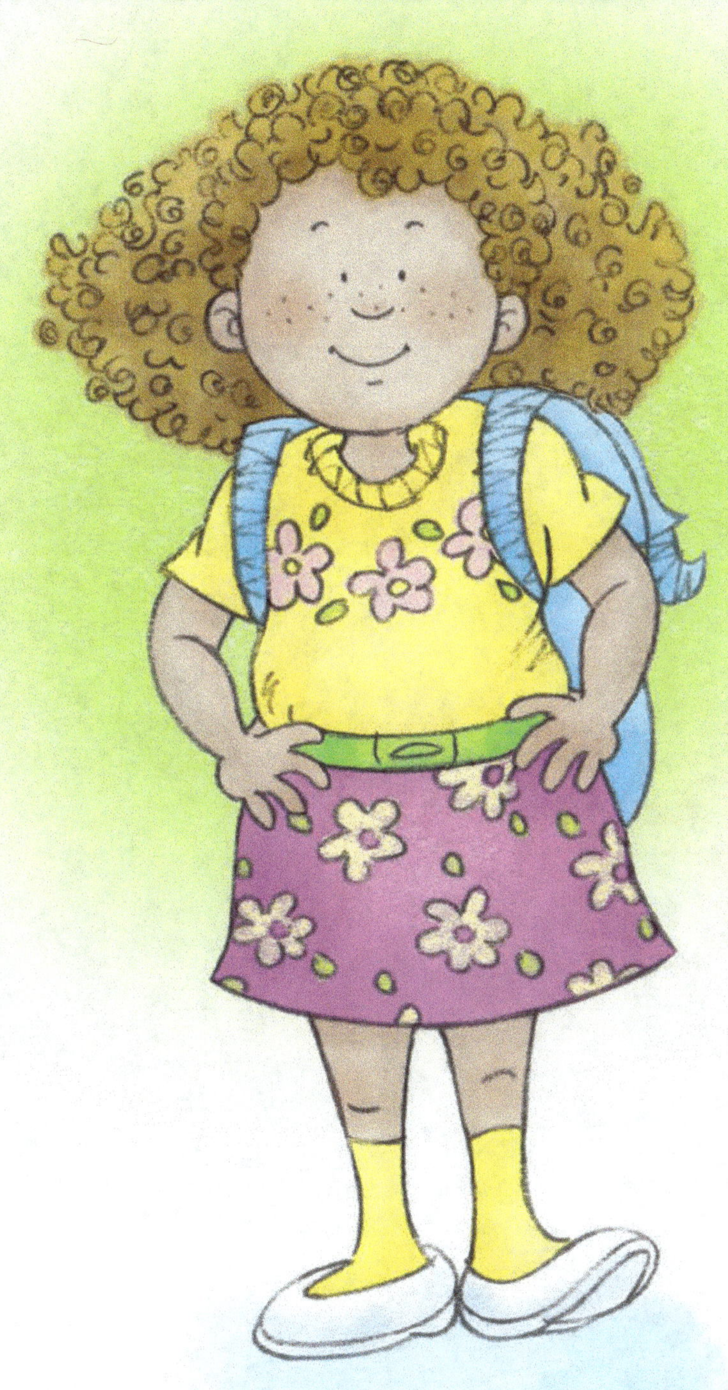

Al llegar a casa de la escuela, mi mamá siempre me da un gran abrazo y me prepara una merienda. Después, me toca jugar con mi hermanito.Después, me toca jugar con mi hermanito.

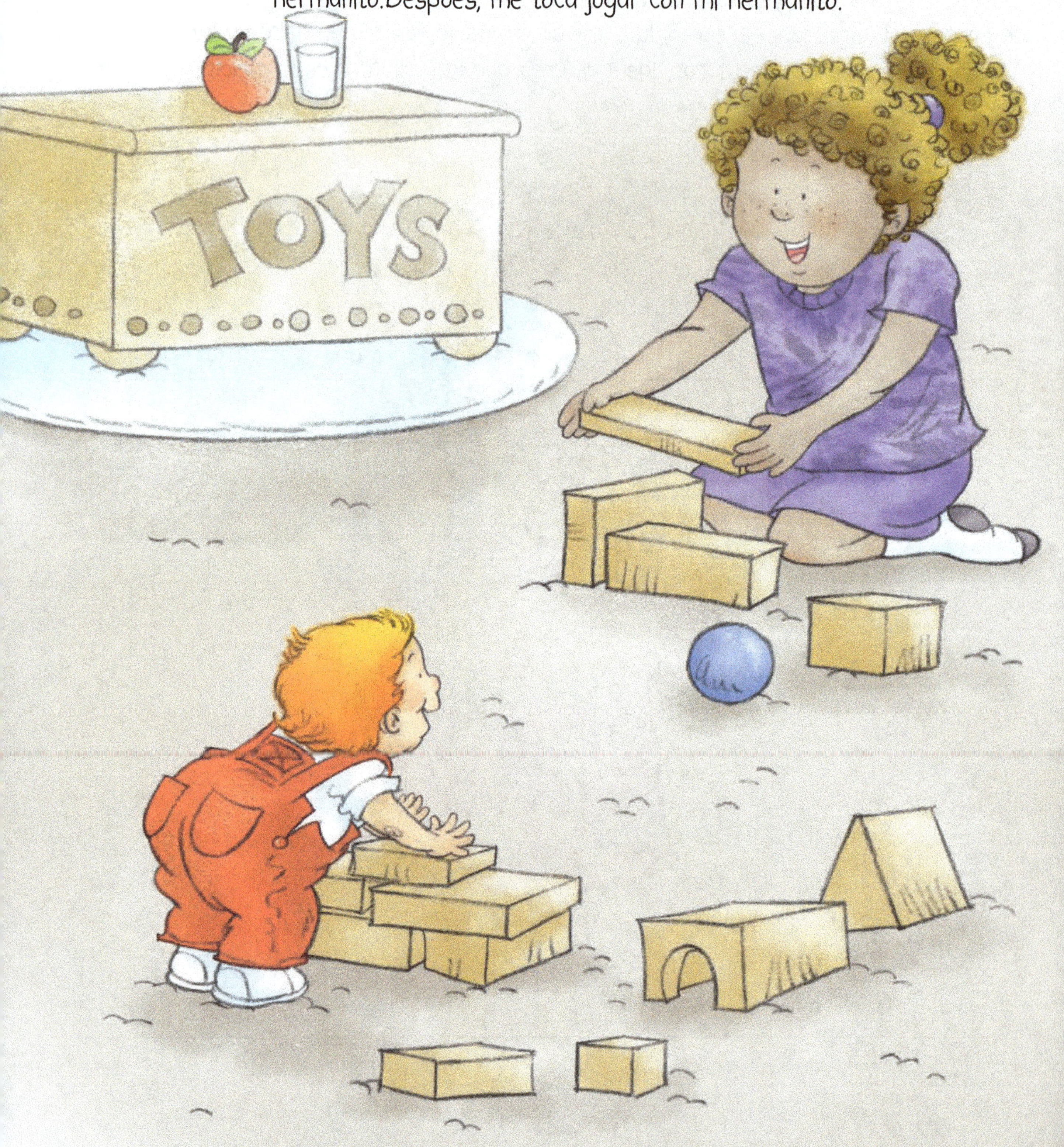

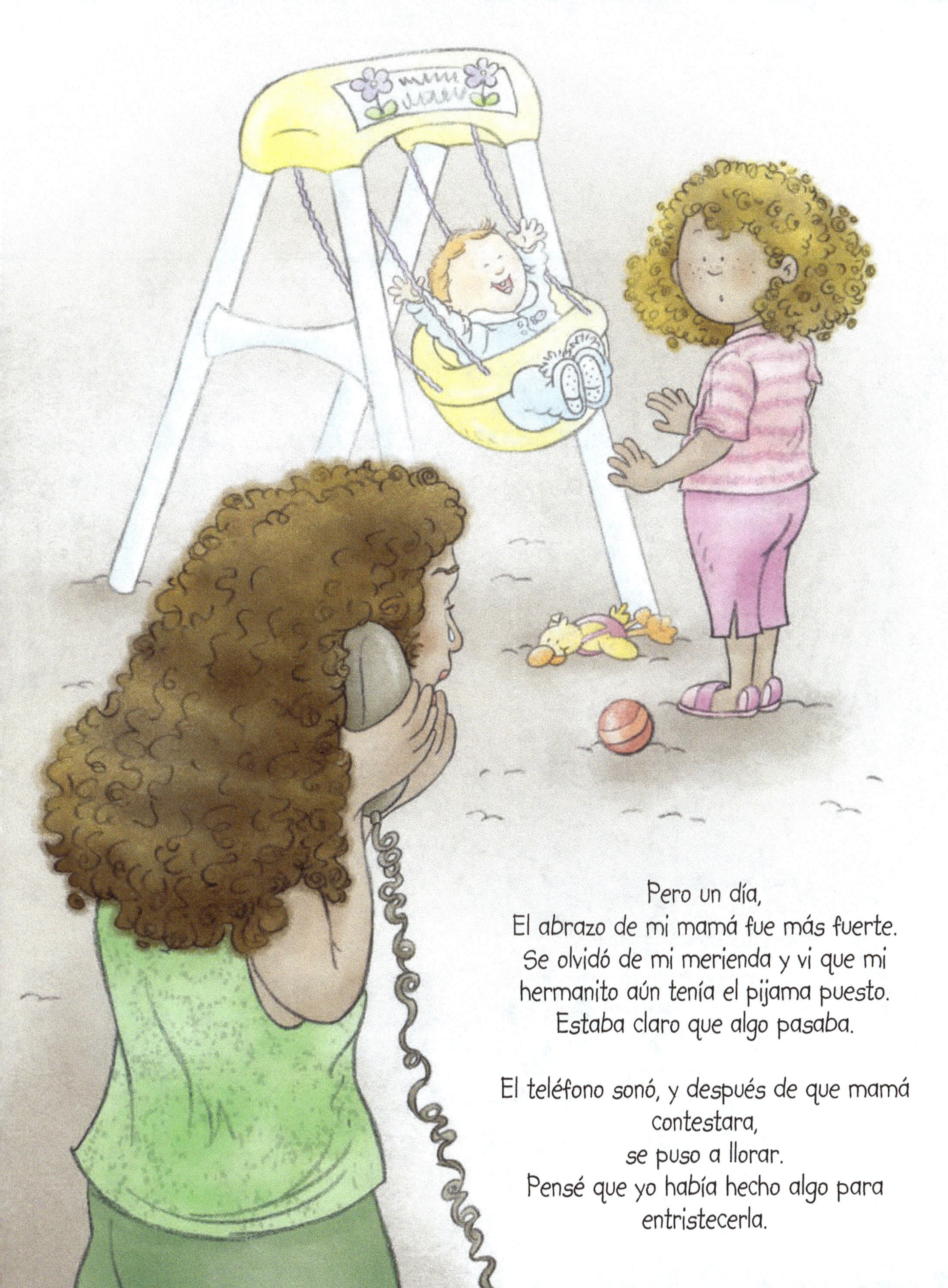

Pero un día,
El abrazo de mi mamá fue más fuerte.
Se olvidó de mi merienda y vi que mi
hermanito aún tenía el pijama puesto.
Estaba claro que algo pasaba.

El teléfono sonó, y después de que mamá
contestara,
se puso a llorar.
Pensé que yo había hecho algo para
entristecerla.

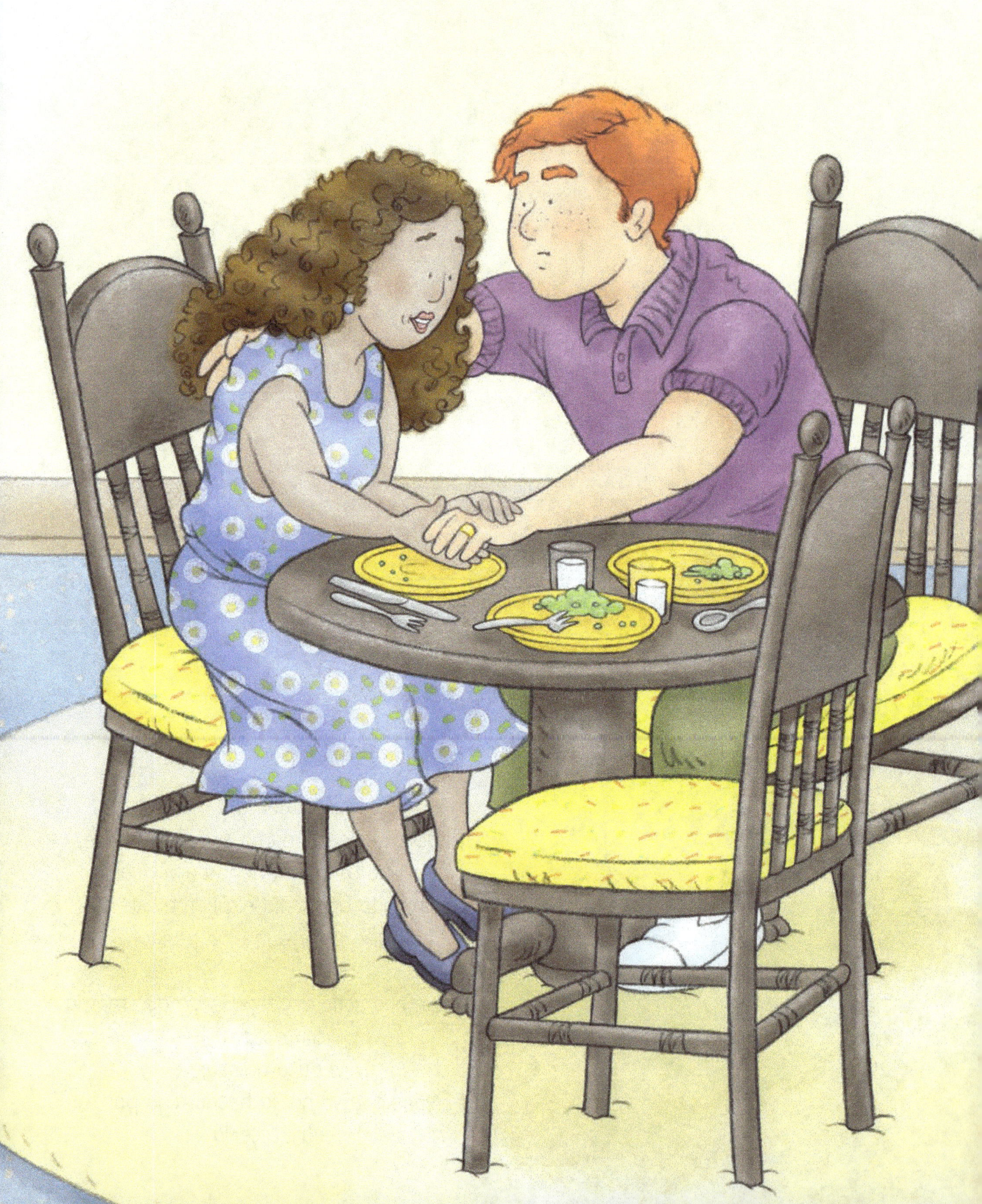

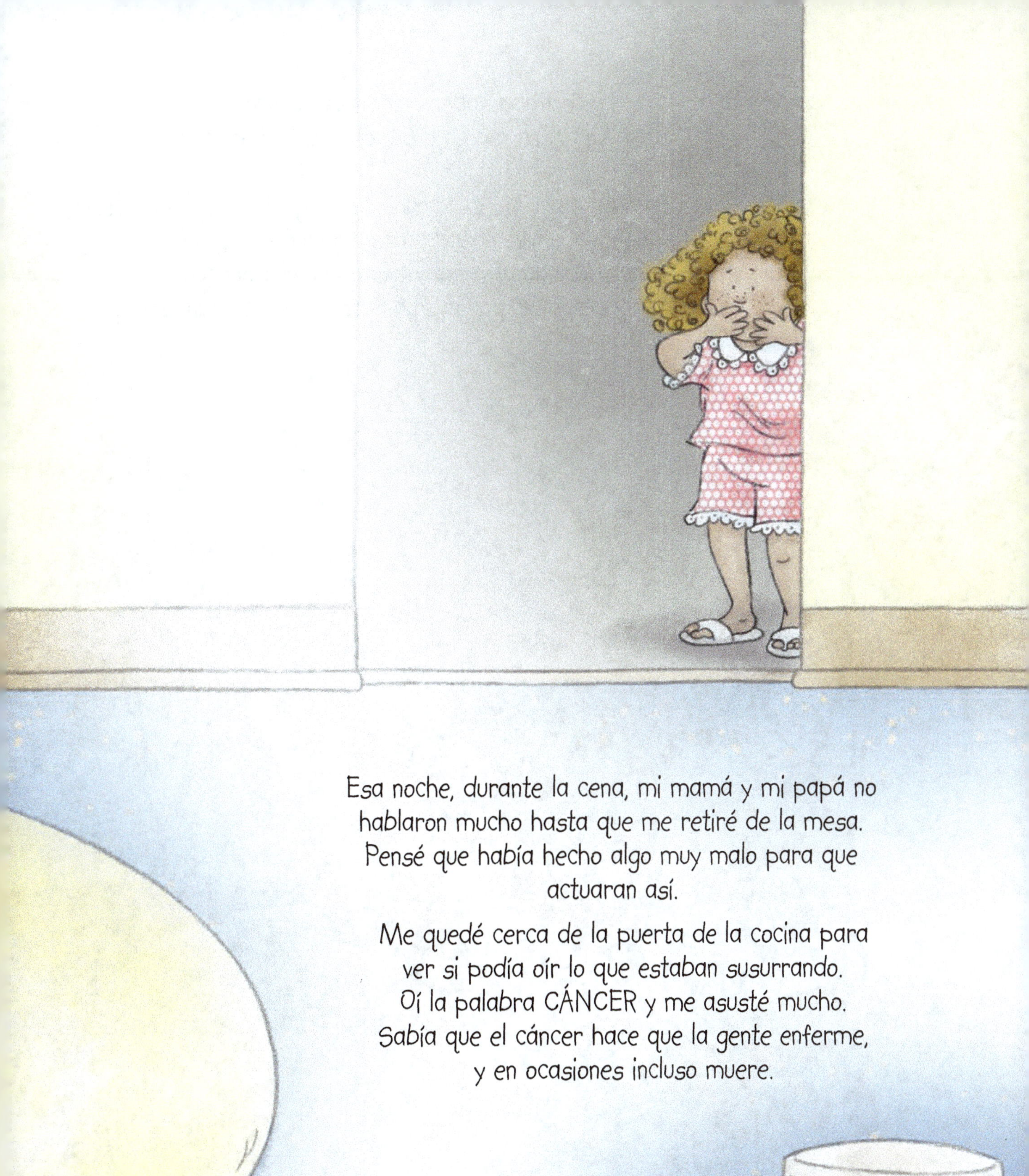

Esa noche, durante la cena, mi mamá y mi papá no hablaron mucho hasta que me retiré de la mesa. Pensé que había hecho algo muy malo para que actuaran así.

Me quedé cerca de la puerta de la cocina para ver si podía oír lo que estaban susurrando. Oí la palabra CÁNCER y me asusté mucho. Sabía que el cáncer hace que la gente enferme, y en ocasiones incluso muere.

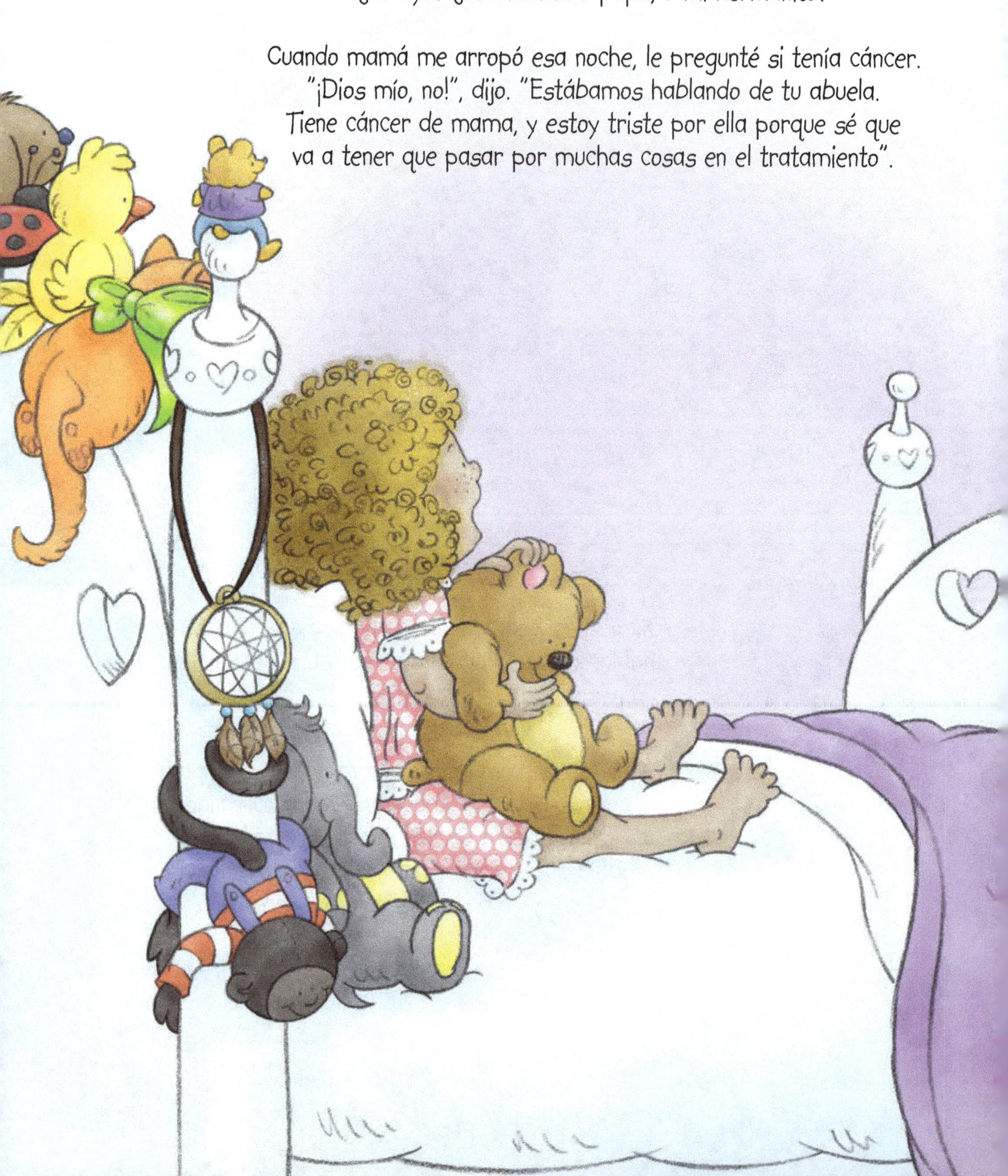

Necesitaba saber quién tenía cáncer.
¿Era yo? ¿Era mamá o papá, o mi hermanito?

Cuando mamá me arropó esa noche, le pregunté si tenía cáncer.
"¡Dios mío, no!", dijo. "Estábamos hablando de tu abuela.
Tiene cáncer de mama, y estoy triste por ella porque sé que
va a tener que pasar por muchas cosas en el tratamiento".

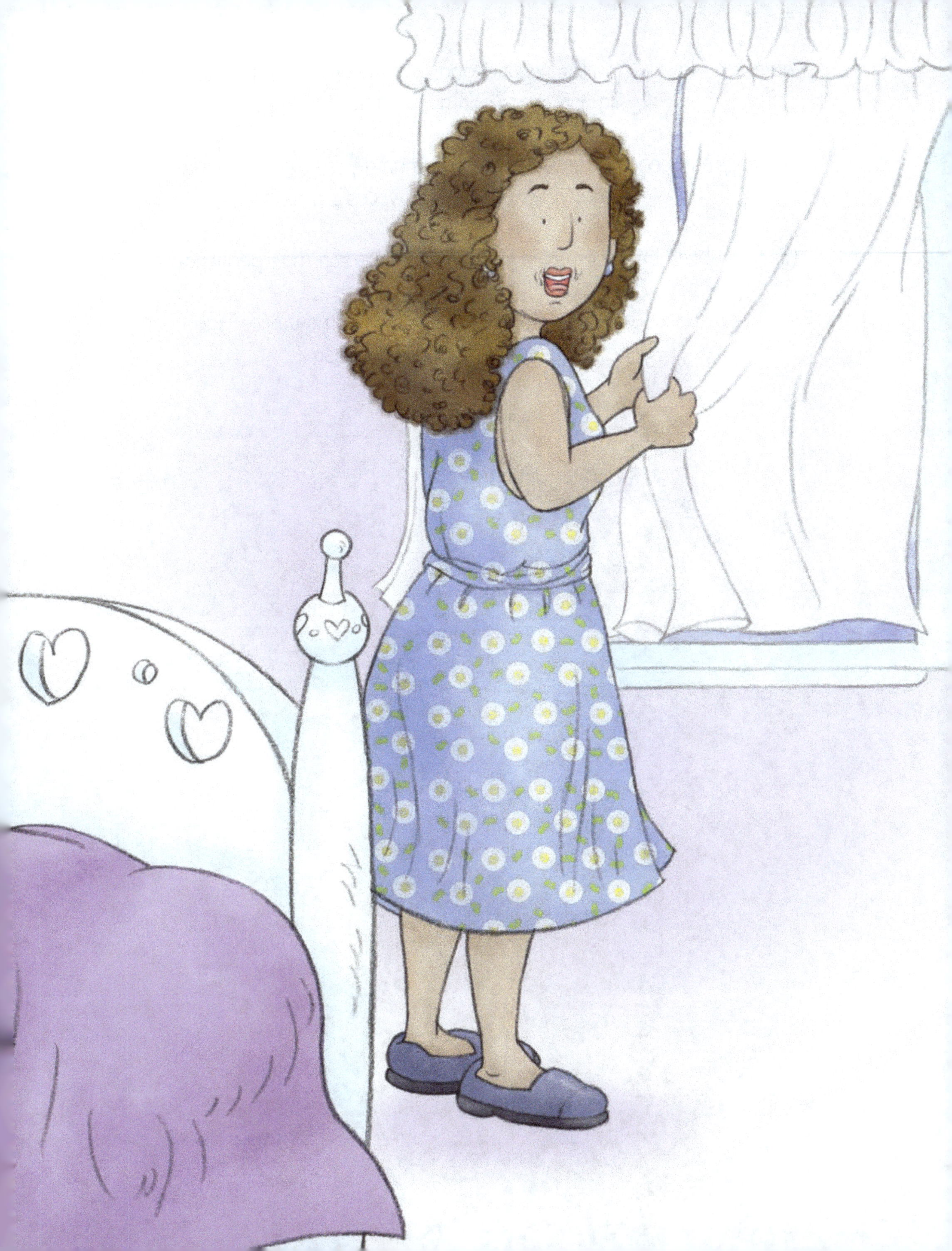

¿Sabías que las dos partes redondeadas del pecho de las personas se llaman senos? Yo no lo sabía.

"Las mujeres pueden padecer cáncer de mama", me dijo mi mamá, "y también los hombres, a veces".

(Los hombres también tienen pechos, sólo que son más pequeños).

Dijo: "No se puede contraer el cáncer de mama como un resfriado o la gripe". Me alegré mucho de oír eso.

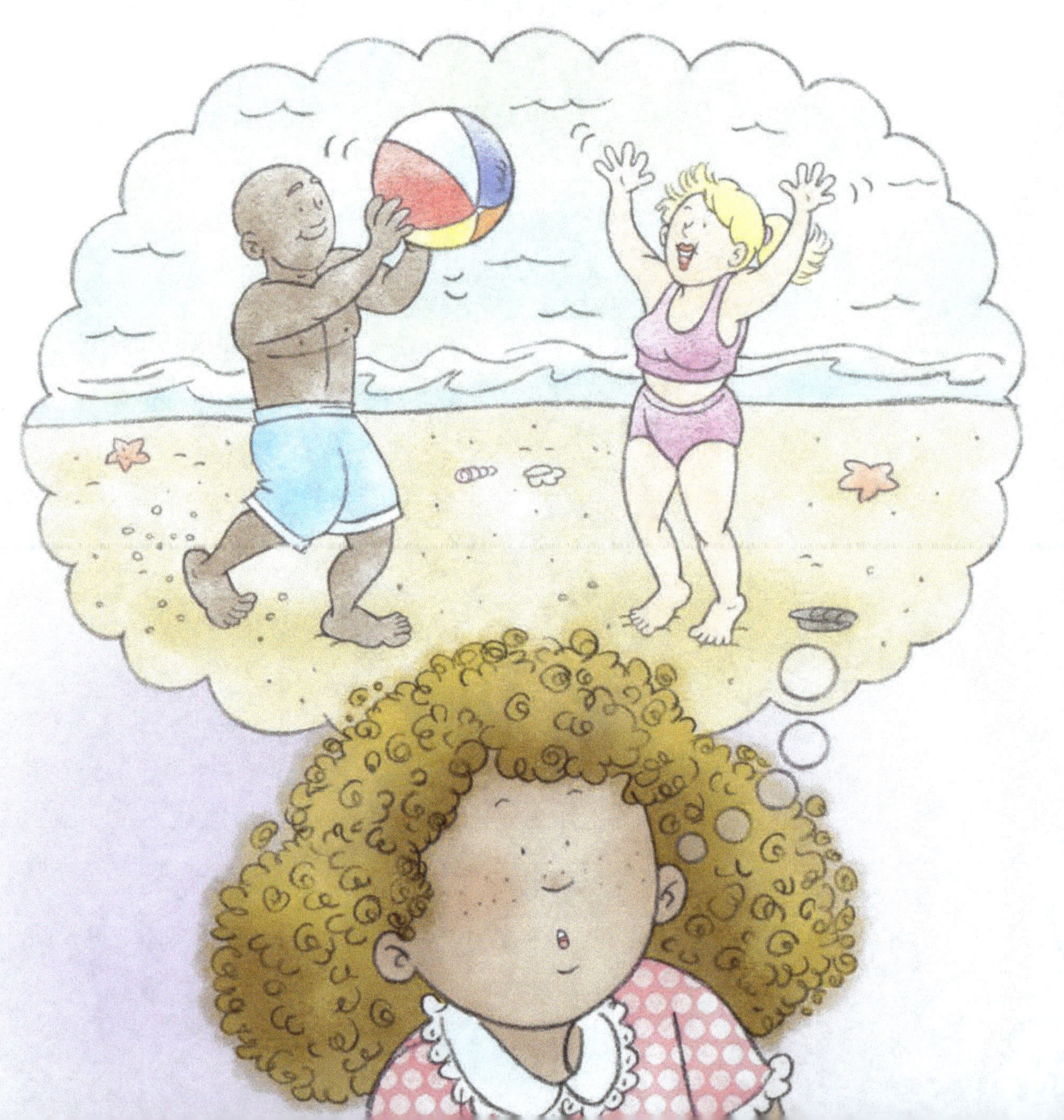

Mamá y yo rezamos juntas para que el tratamiento de mi abuelita saliera bien.

Me quedaban muchas preguntas por hacer, pero sabía que mamá y papá me dirían pronto las respuestas.
Son muy listos en ese sentido.

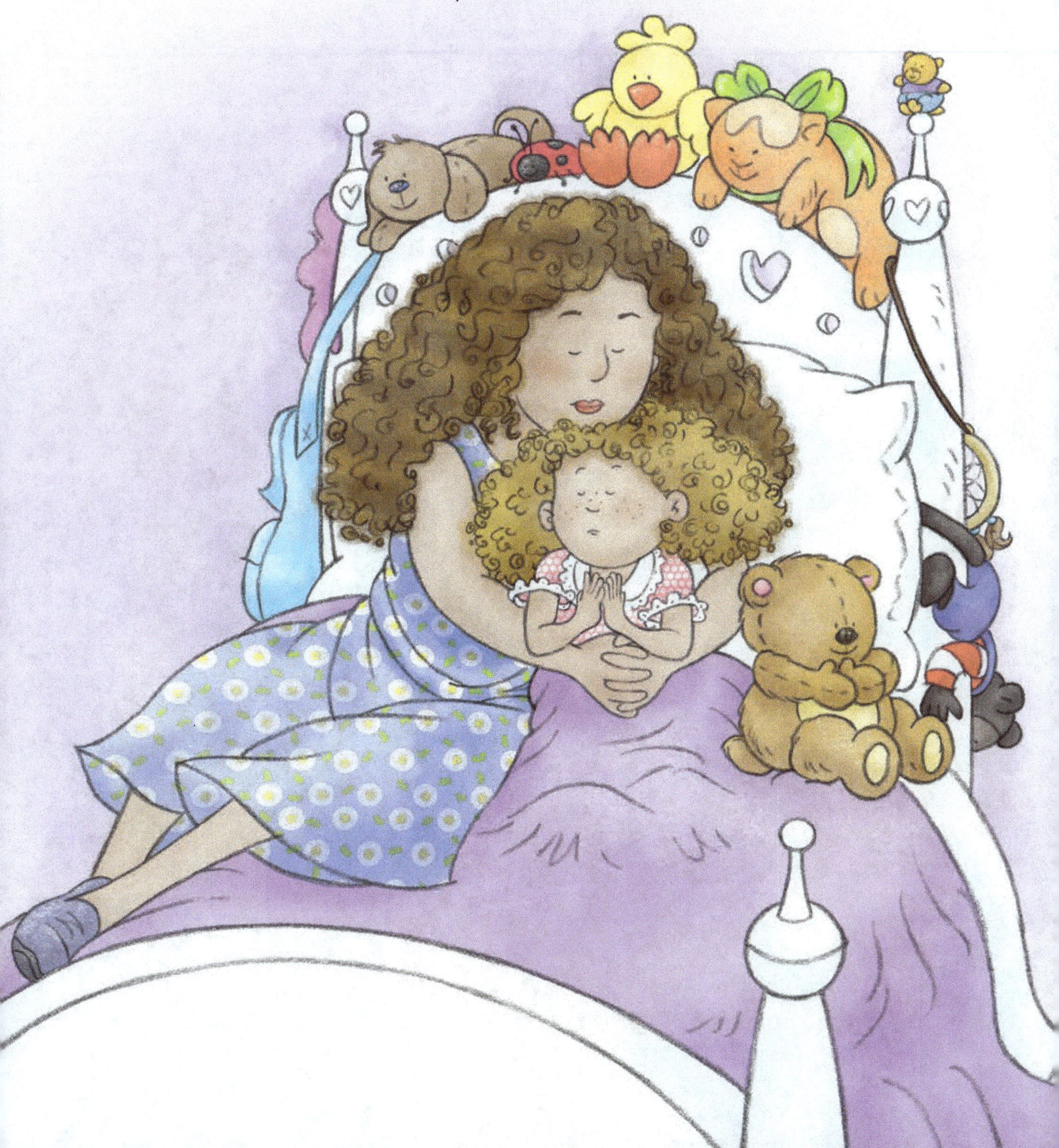

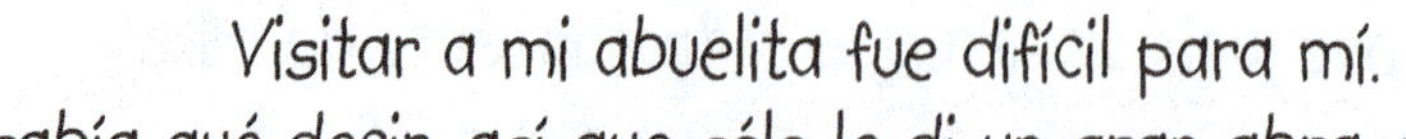

Visitar a mi abuelita fue difícil para mí.
No sabía qué decir, así que sólo le di un gran abrazo y un beso.
Se sentó conmigo y me explicó que nuestros cuerpos están formados
por pequeños bloques de construcción llamados células.
Dijo que siempre estamos fabricando nuevas células para sustituir a
las viejas.

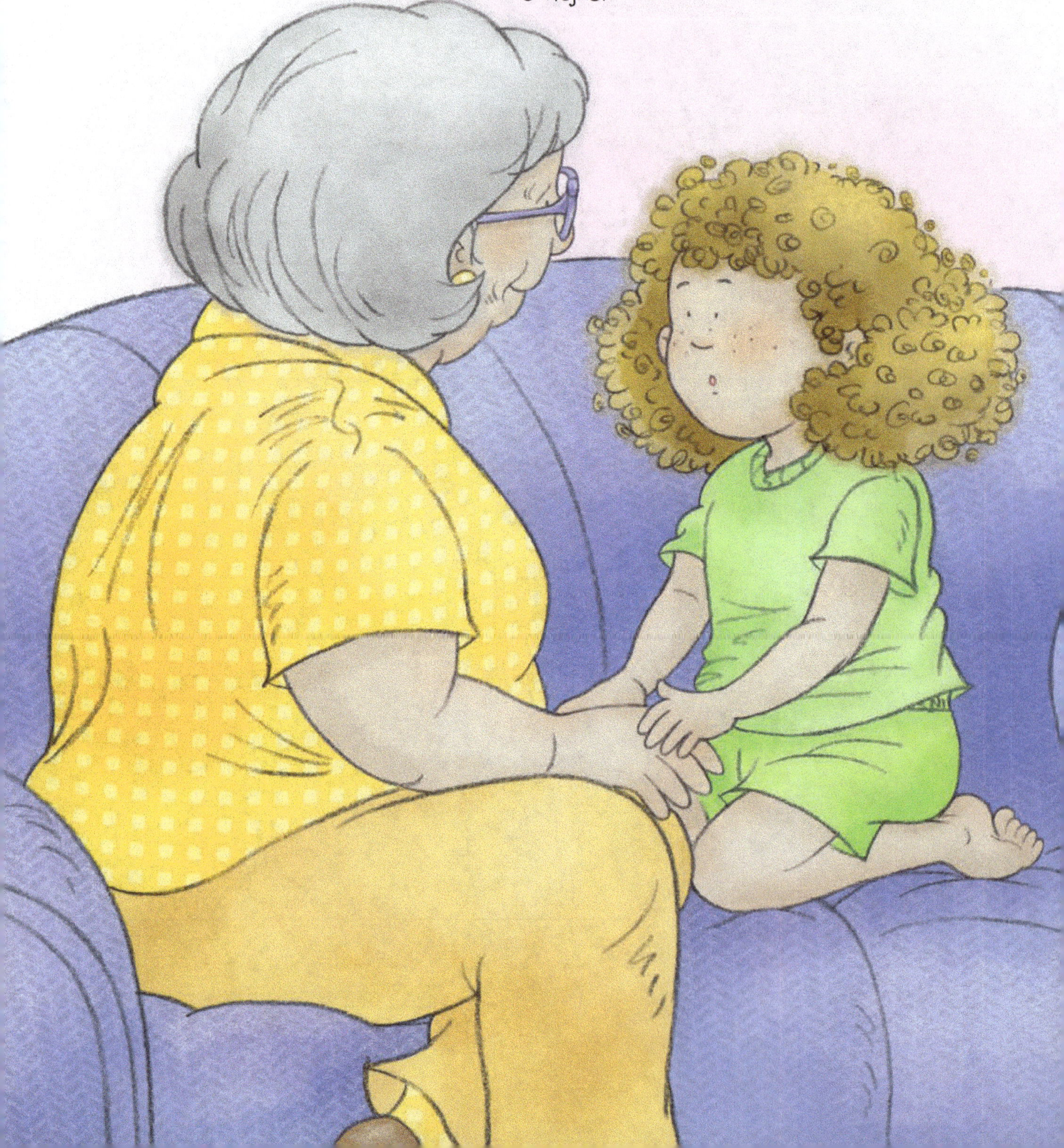

"Pero a veces", dijo, "ocurre algún error.
Una nueva célula sana no sustituye a la antigua. Muchas, muchas copias
de la vieja célula se hacen y comienzan a acumularse. Eso se llama tumor".

Eso puede ser el comienzo del cáncer.

La abuela dijo: "Eso es lo que pasó en mi pecho, cariño".

Conocer más sobre el cáncer me ayudó a sentirme como una parte
importante de la familia y como si estuviera ayudando a la abuela a mejorar.

Le pregunté: "¿Da miedo?". Asintió con la cabeza. "Un poco".
Le di una palmadita en la mano. "Lo entiendo. Antes me daba miedo la
oscuridad". e dark."

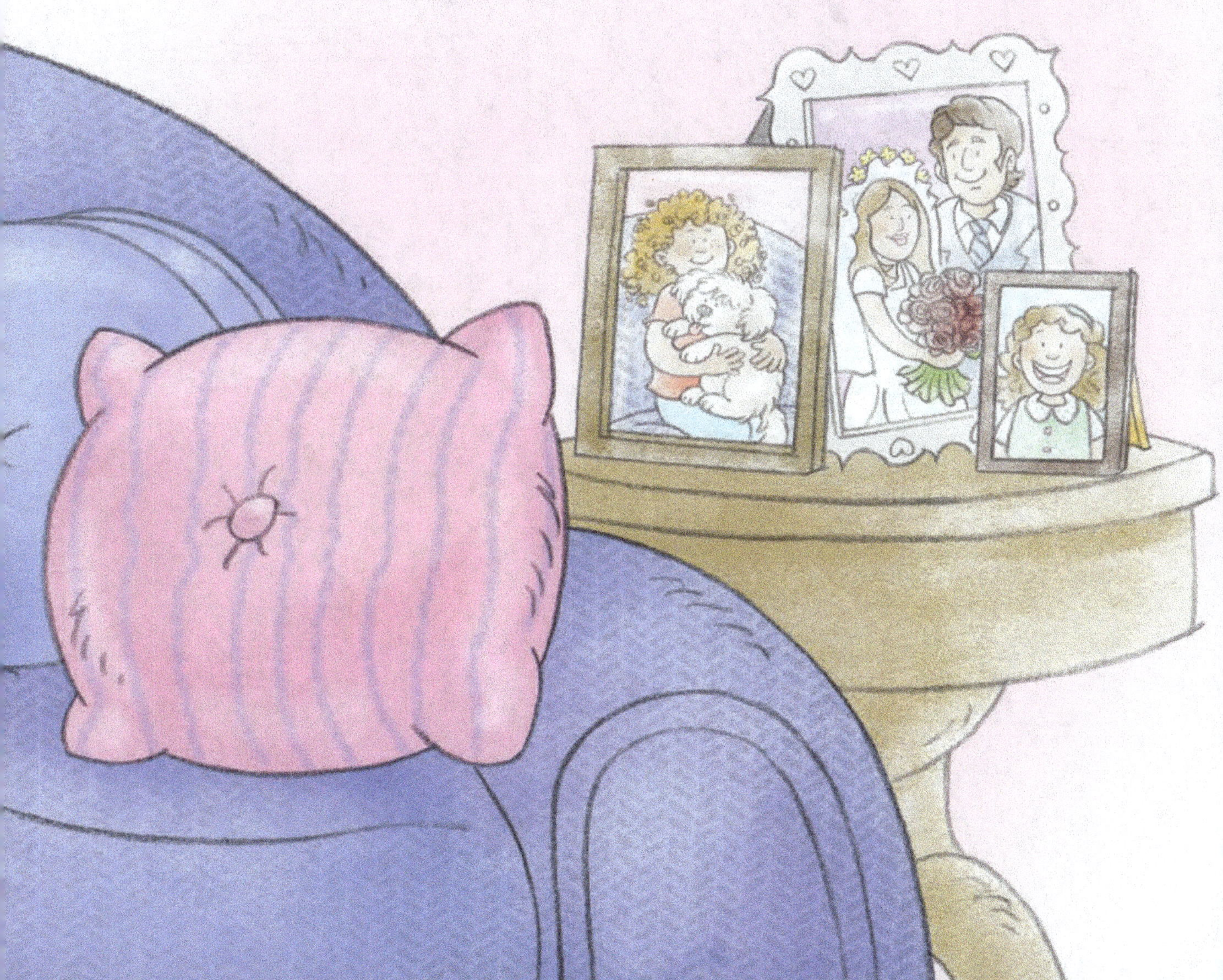

Después de algunas semanas, la abuela fue al hospital para una operación llamada mastectomía.
Mi mamá me dijo que esa gran palabra significa que el médico le removió a la abuela el seno que tenía el tumor. El pecho le dolió durante mucho tiempo, así que tuvimos que dejar de darnos abrazos mientras tanto.
Eso fue difícil.

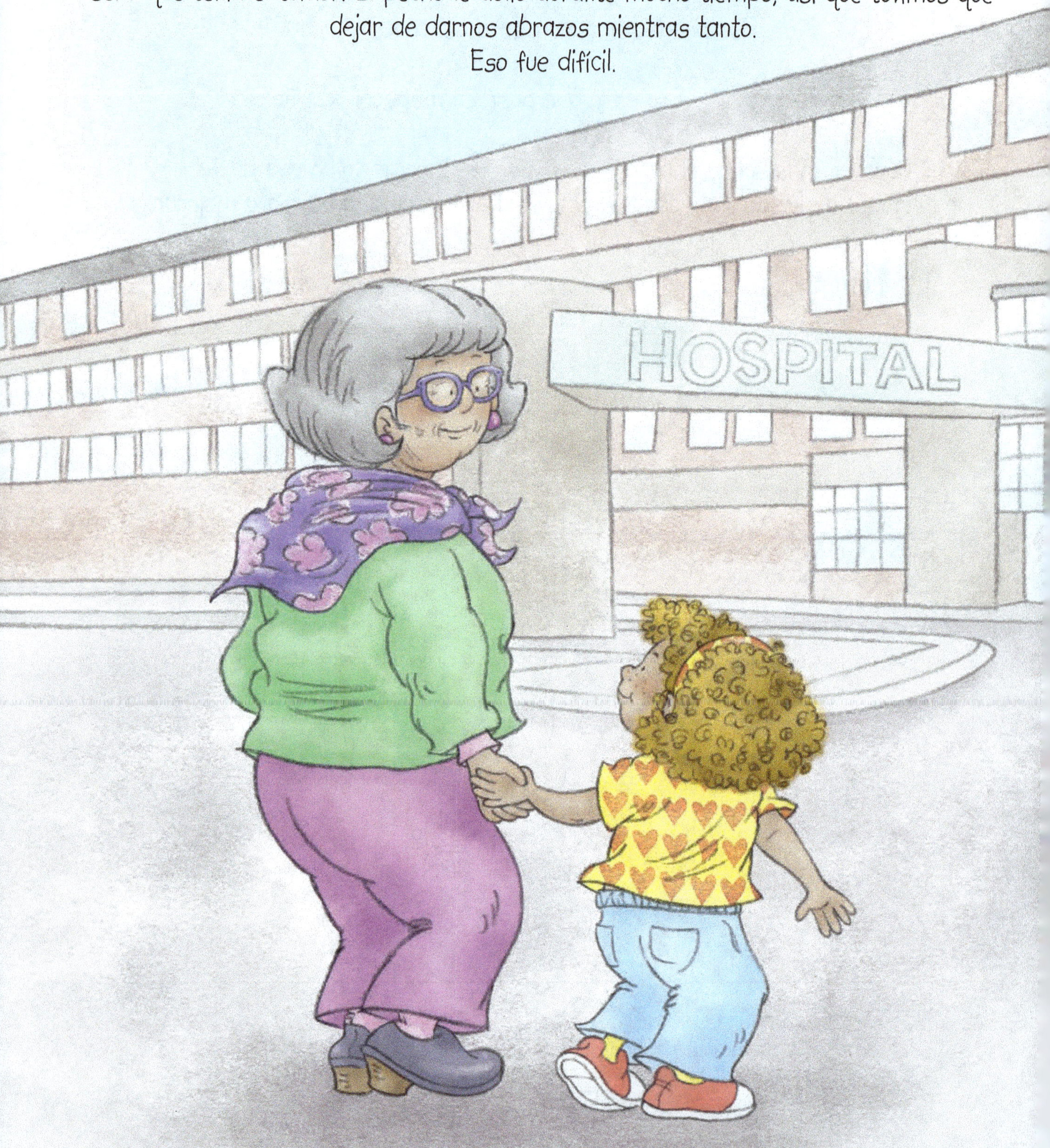

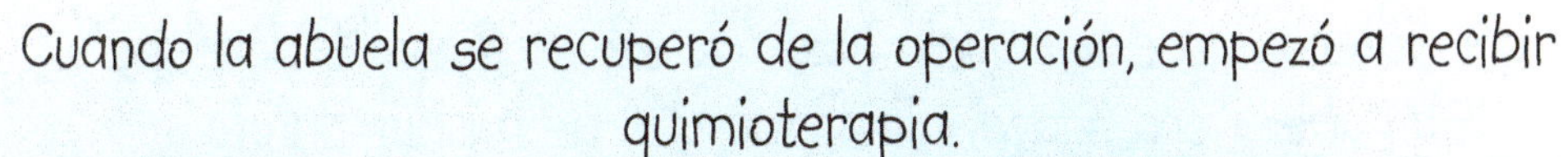

Cuando la abuela se recuperó de la operación, empezó a recibir quimioterapia.
La quimioterapia es un tratamiento especial que recorre todo el cuerpo y mata las células cancerosas que quedaron en la operación..

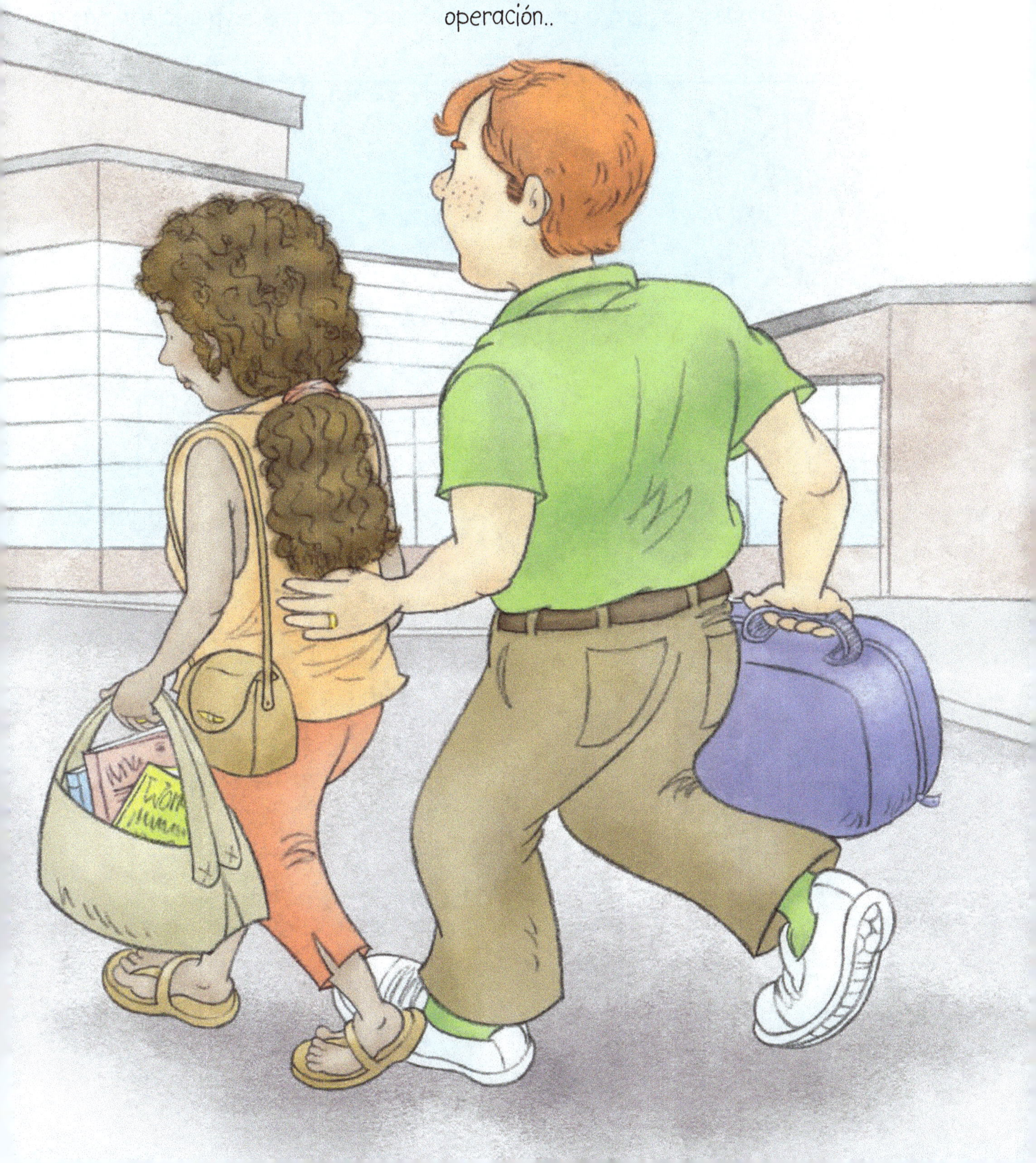

La quimioterapia de la abuela hizo que se le cayera todo el pelo.
Su cabeza era suave y lisa, como la de mi hermanito.
Mi mamá y yo le trajimos unos bonitos pañuelos y sombreros para que se los pusiera hasta que le volviera a crecer.
La abuela dijo que quería que le volviera a crecer el pelo rizado para que se pareciera más a mí.

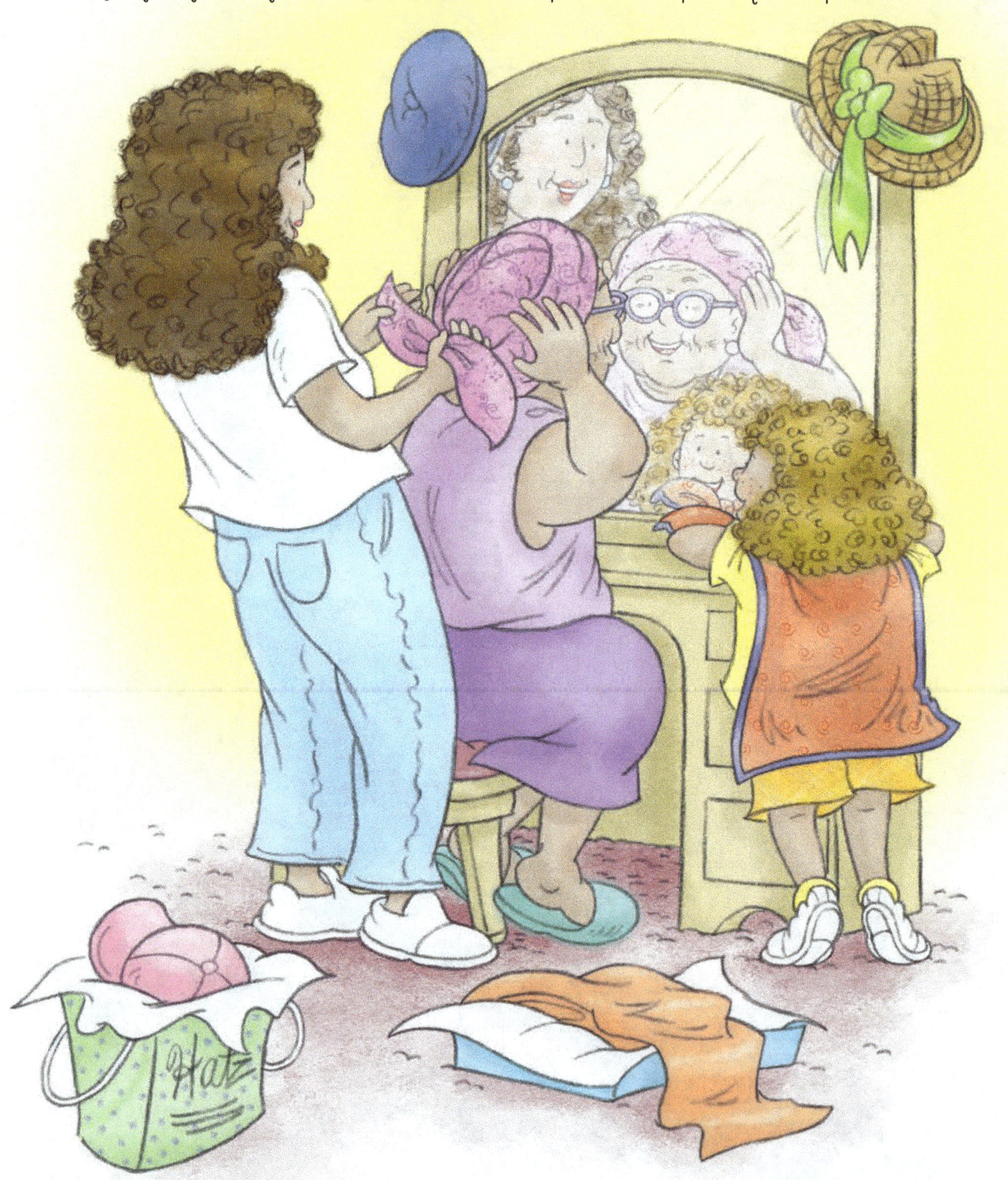

La quimioterapia también hizo que la abuela se sintiera mal, como si tuviera que vomitar. Pobre abuela.

Pero dijo: "Cuando me siento mal del estómago, me digo a mí misma que es la quimioterapia la que está eliminando las células cancerosas. Eso me hace sentir mejor".

Oír eso también me hizo sentir mejor. .

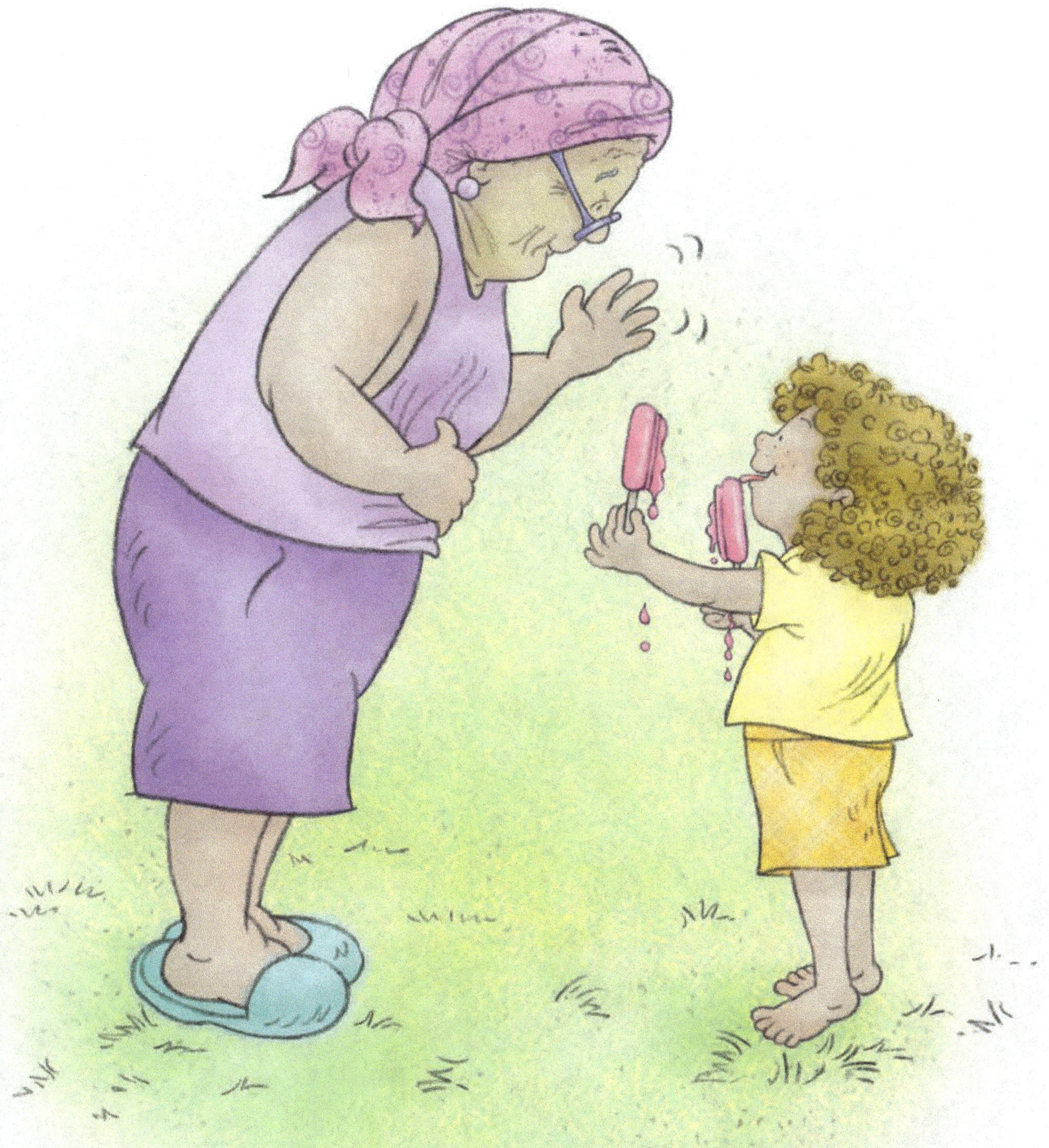

Estamos aprendiendo a leer en la escuela,
y ahora conozco la palabra c-á-n-c-e-r cuando la veo en la televisión, o
en una revista, o en Internet, o en el periódico.
Está en todas partes, incluso en las señales que hay en la carretera.

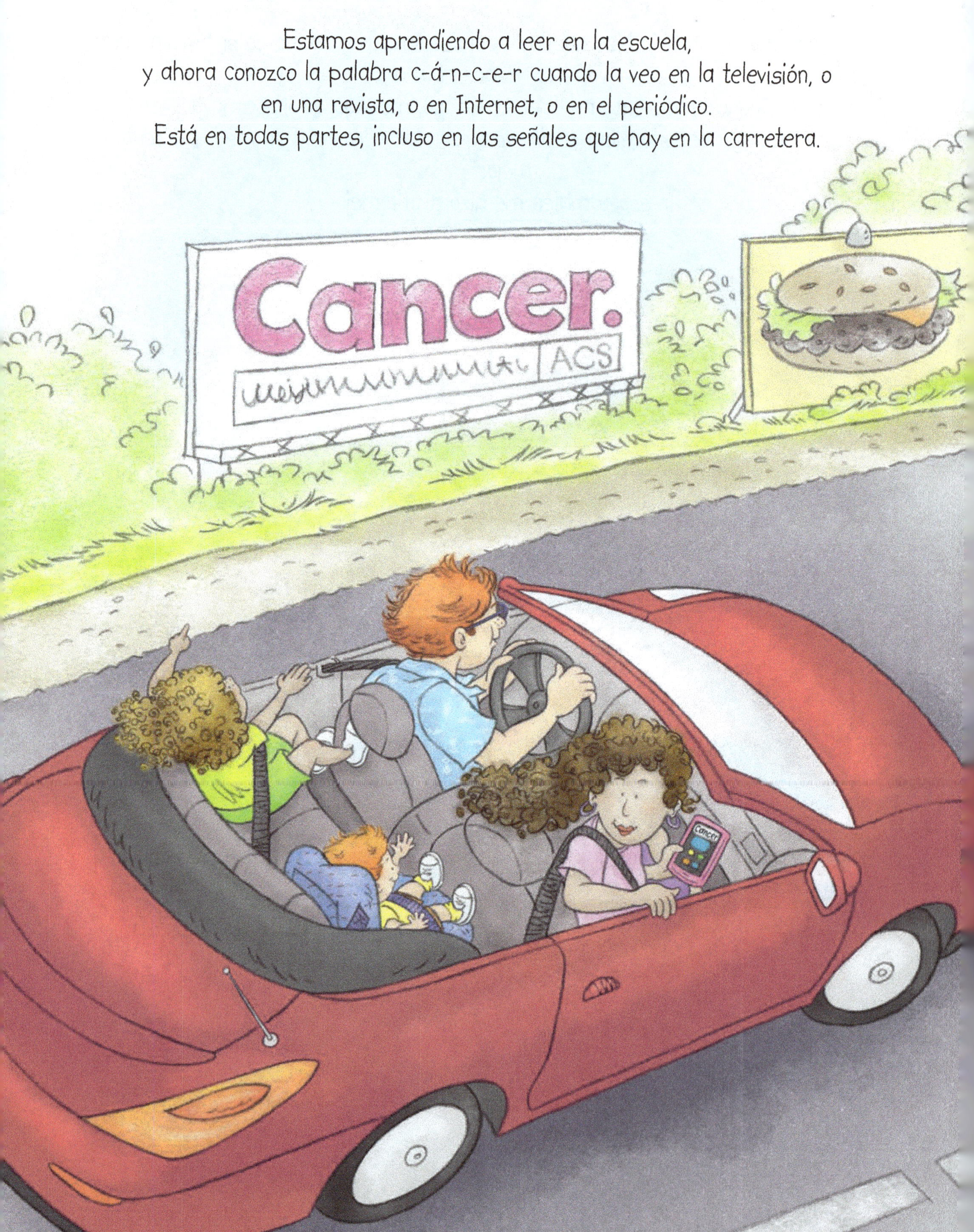

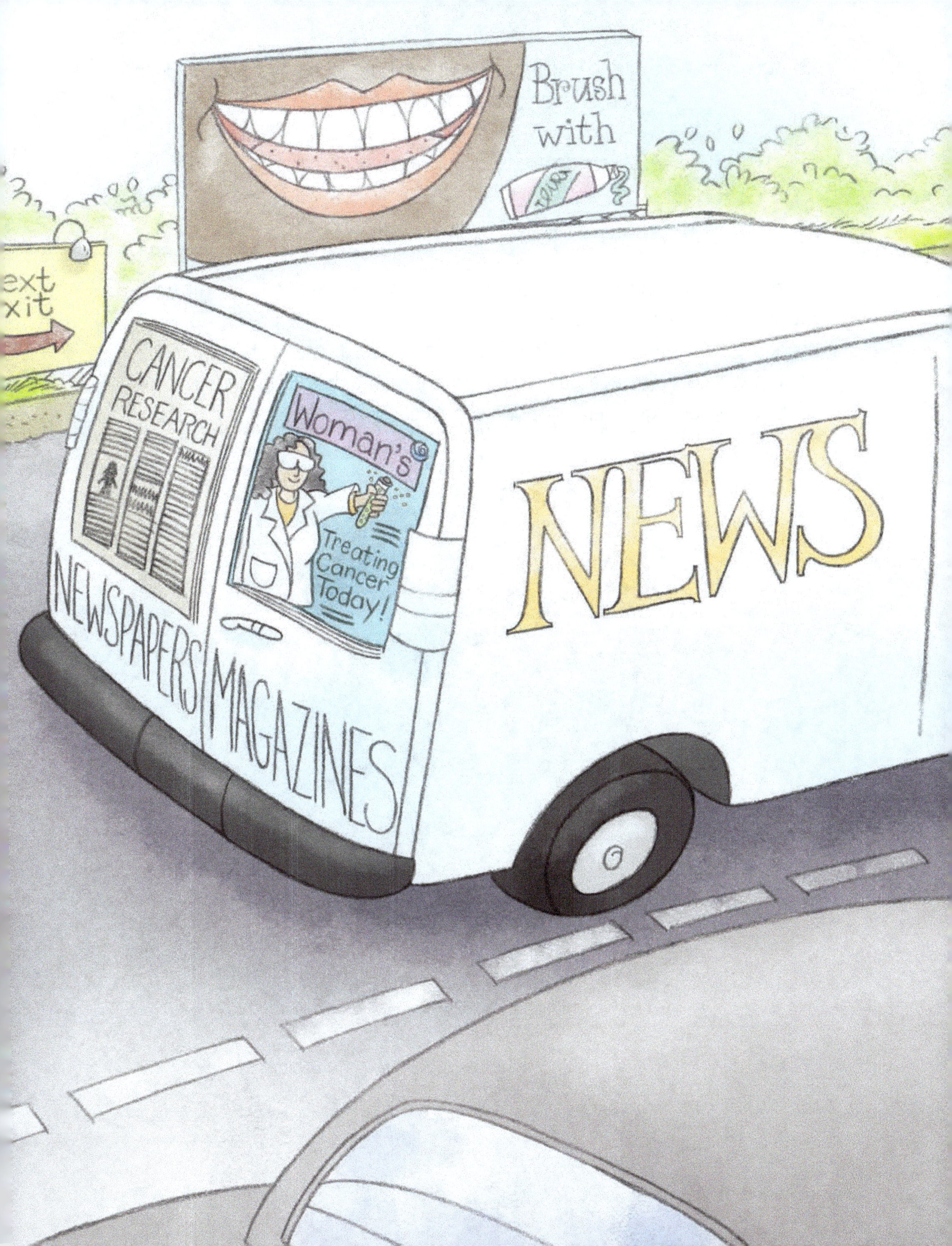

Brush
with
ext
xit
CANCER
RESEARCH
NEWSPAPERS
MAGAZINES
Woman's
Treating
Cancer
Today!
NEWS

La abuela me dijo que cuando tuviera preguntas sobre su cáncer, nunca debía tener miedo de preguntarle.

"Si no sé la respuesta, te ayudaré a encontrarla", dijo.

Así que le pregunté: "¿Duele el cáncer?".

Supe que había hecho una pregunta importante, porque la cara de la abuela cambió a su cara de pensar. "Bueno", dijo, "doler puede significar muchas cosas. Duele cuando te caes de la bicicleta y te raspas la rodilla. Dolor puede significar un dolor de espalda, o un golpe en el dedo del pie. El tipo de dolor que tiene que ver con tu cuerpo se llama dolor físico".

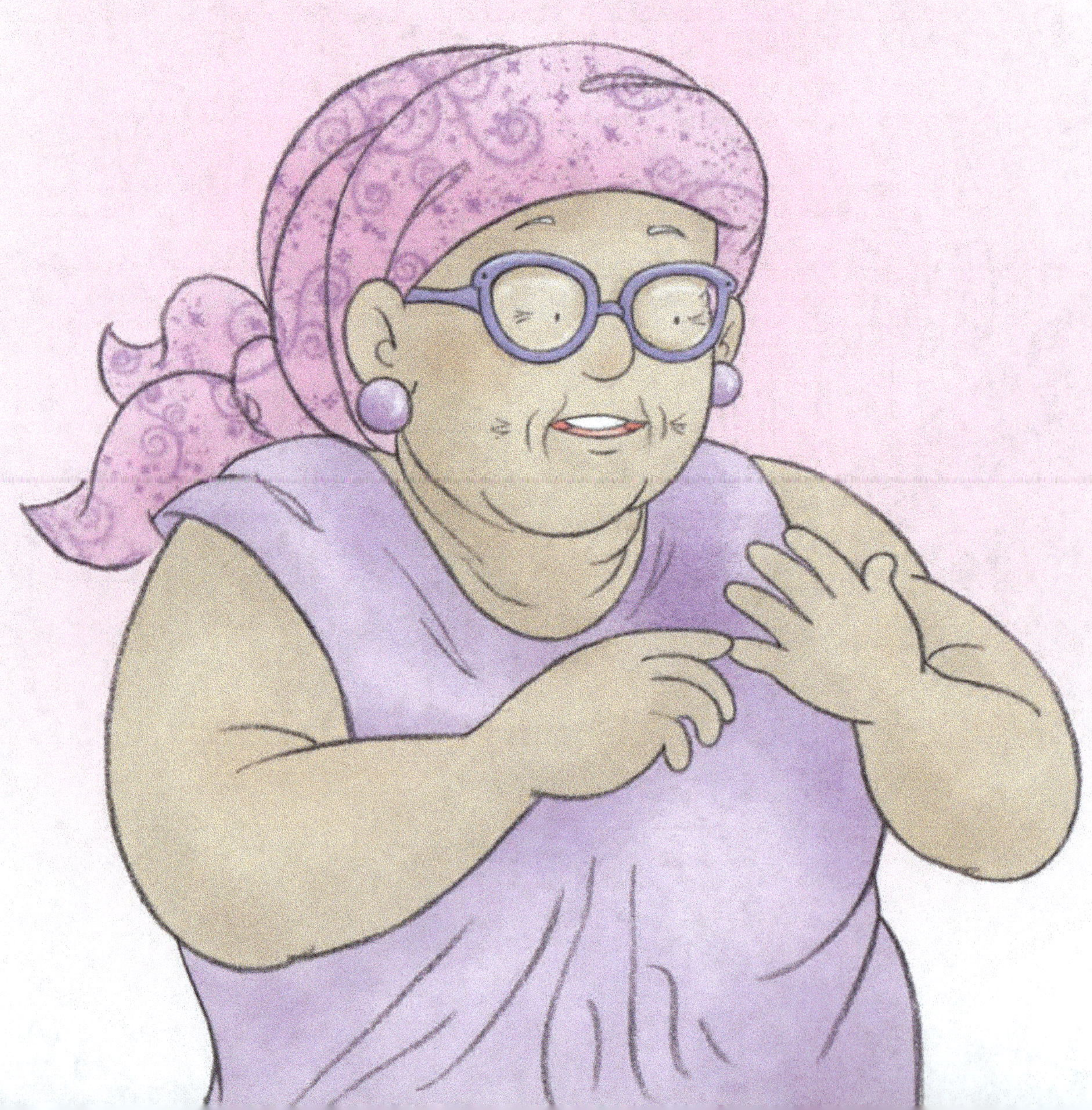

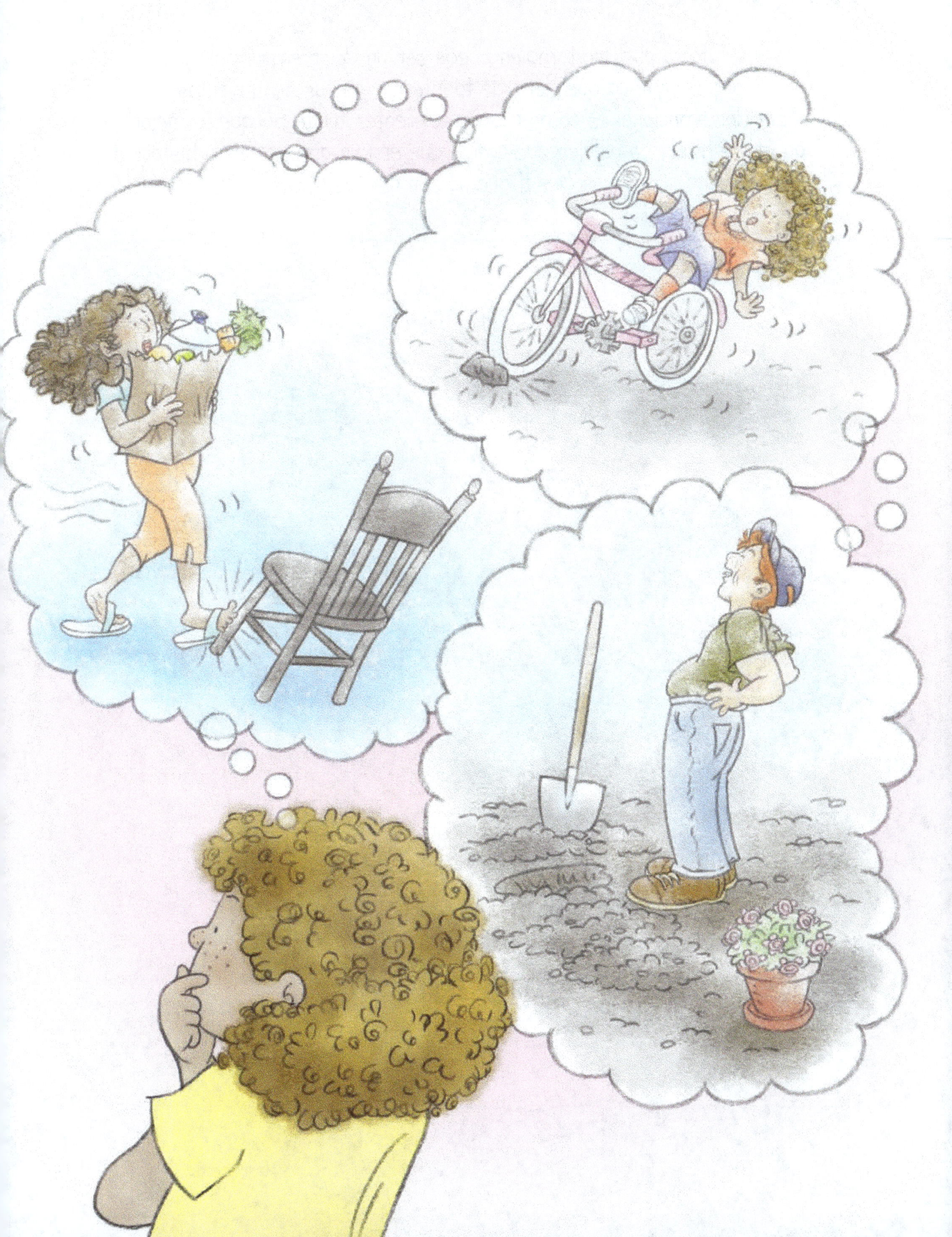

"Pero el dolor también puede ser un dolor emocional,
lo que significa que viene de tu interior, de tus sentimientos.
El dolor emocional es como cuando te sientes triste porque tu mejor
amigo se muda, o alguien que creías que era un amigo cuenta historias
sobre ti que no son ciertas.

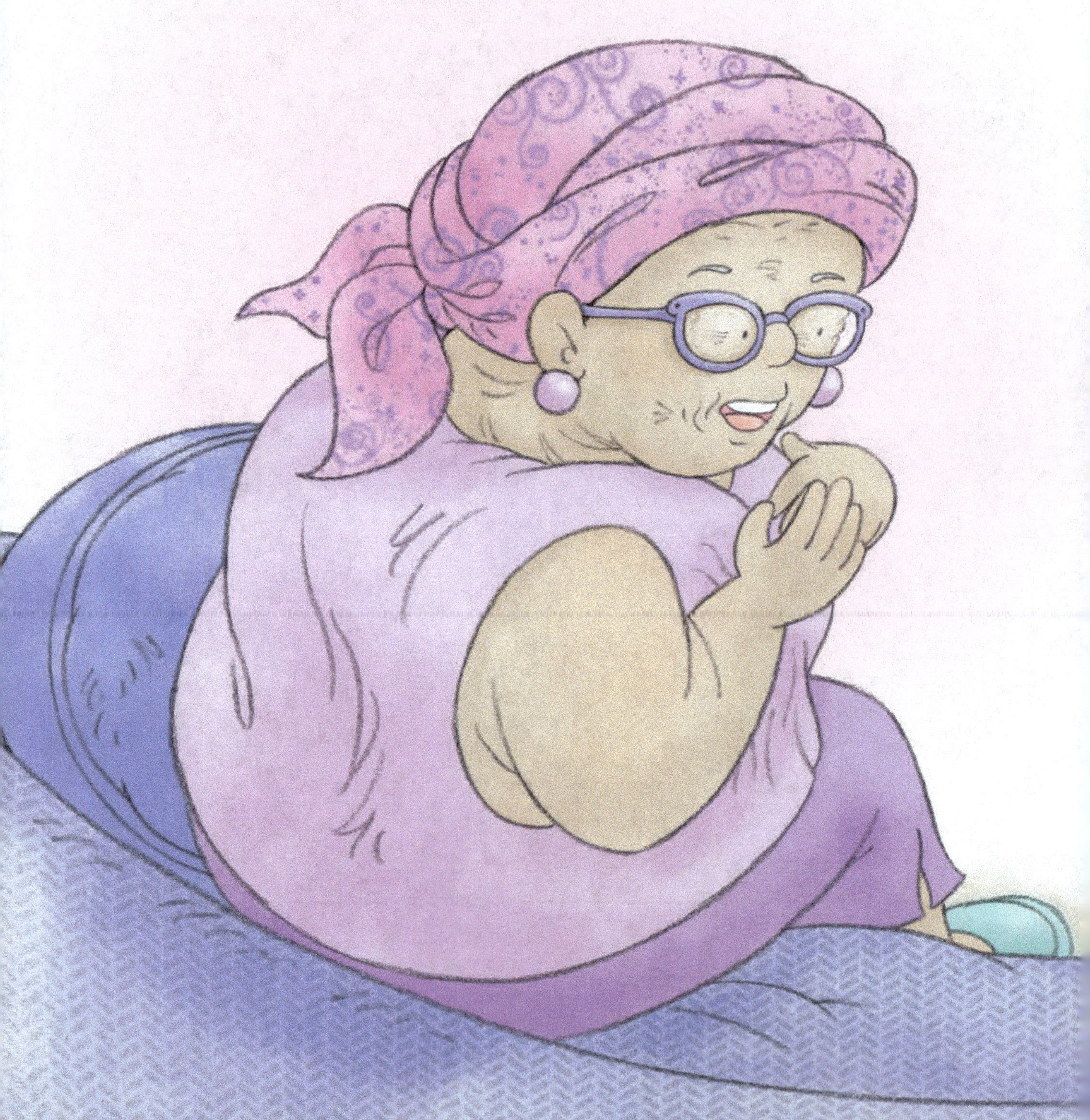

"¿Recuerdas lo triste que estabas cuando te mudaste a tu nuevo apartamento y tuviste que dar a Snookles a un refugio?"

Lo recordé enseguida. Los ojos se me llenaron de lágrimas. "¡Snookles fue mi perro durante toda mi vida!" Lloré mucho.

La abuela asintió.
"El dolor emocional duele de una manera que una venda o un yeso no pueden arreglar".

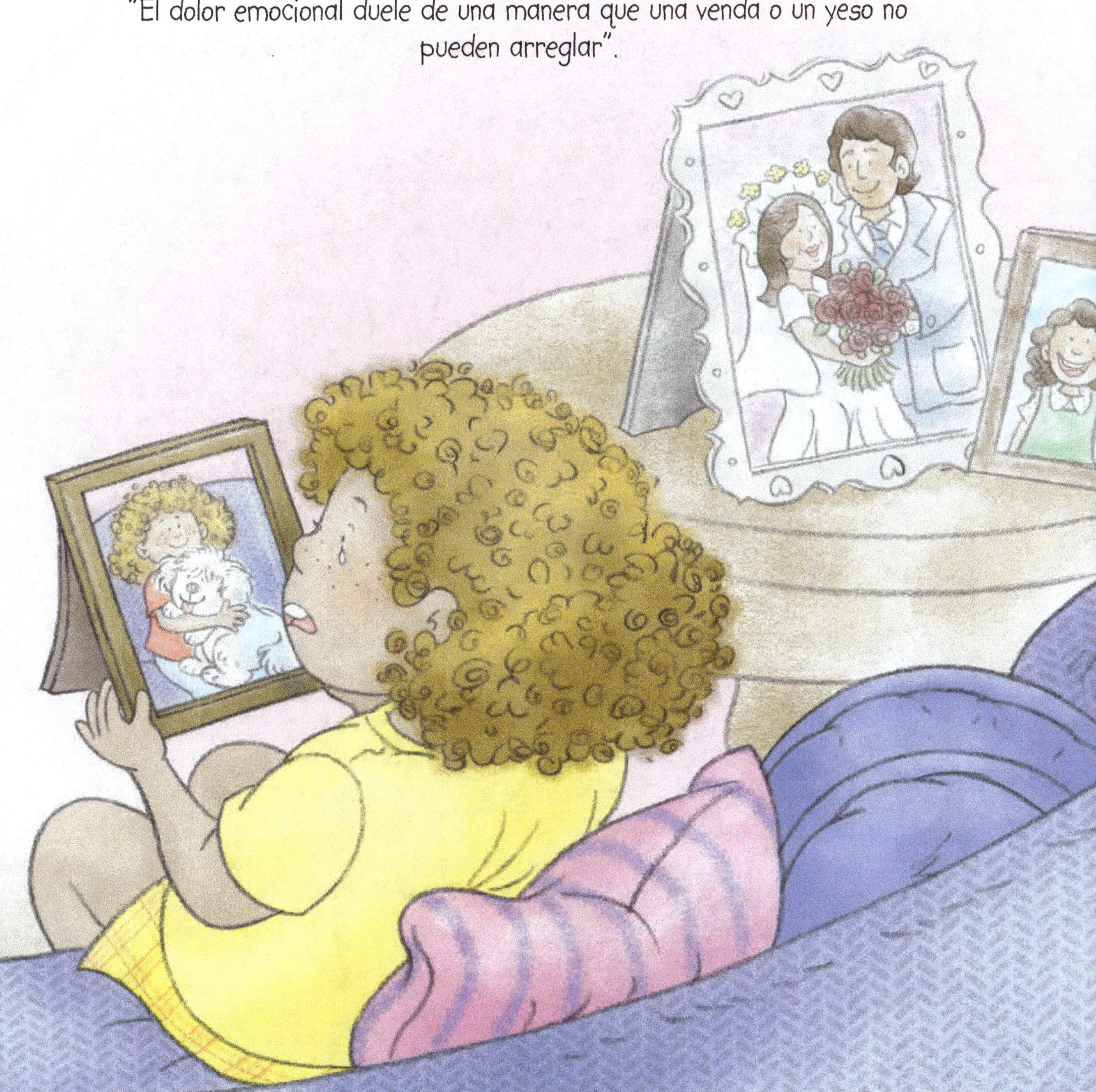

Tenía que saberlo. "¿Así que el c á n c er d uel e?

La abuela suspiró. "Esa es una pregu nta realment e difícil
Algunos cánceres causan dolor físico.
La mayoría de los cánceres causan dolor emocional a la persona que lo padece
y también a sus familiares y amigos.
El cáncer puede hacer que nos duela n los sentimientos,
muy en el fonda".
Pregunté: " ¿Saber que alguien te quiere ayuda a ese tipo de dolor, abuela?"

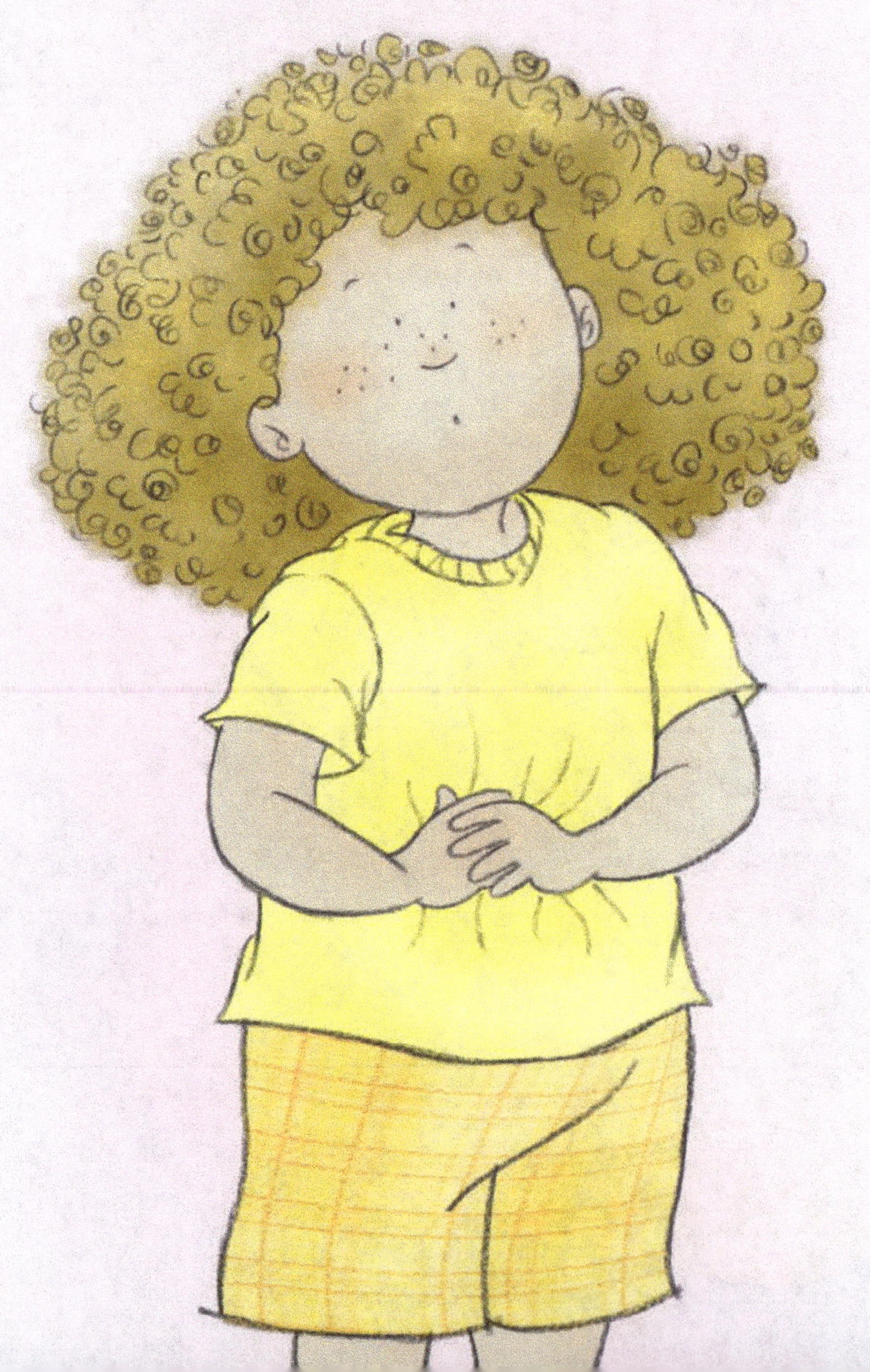

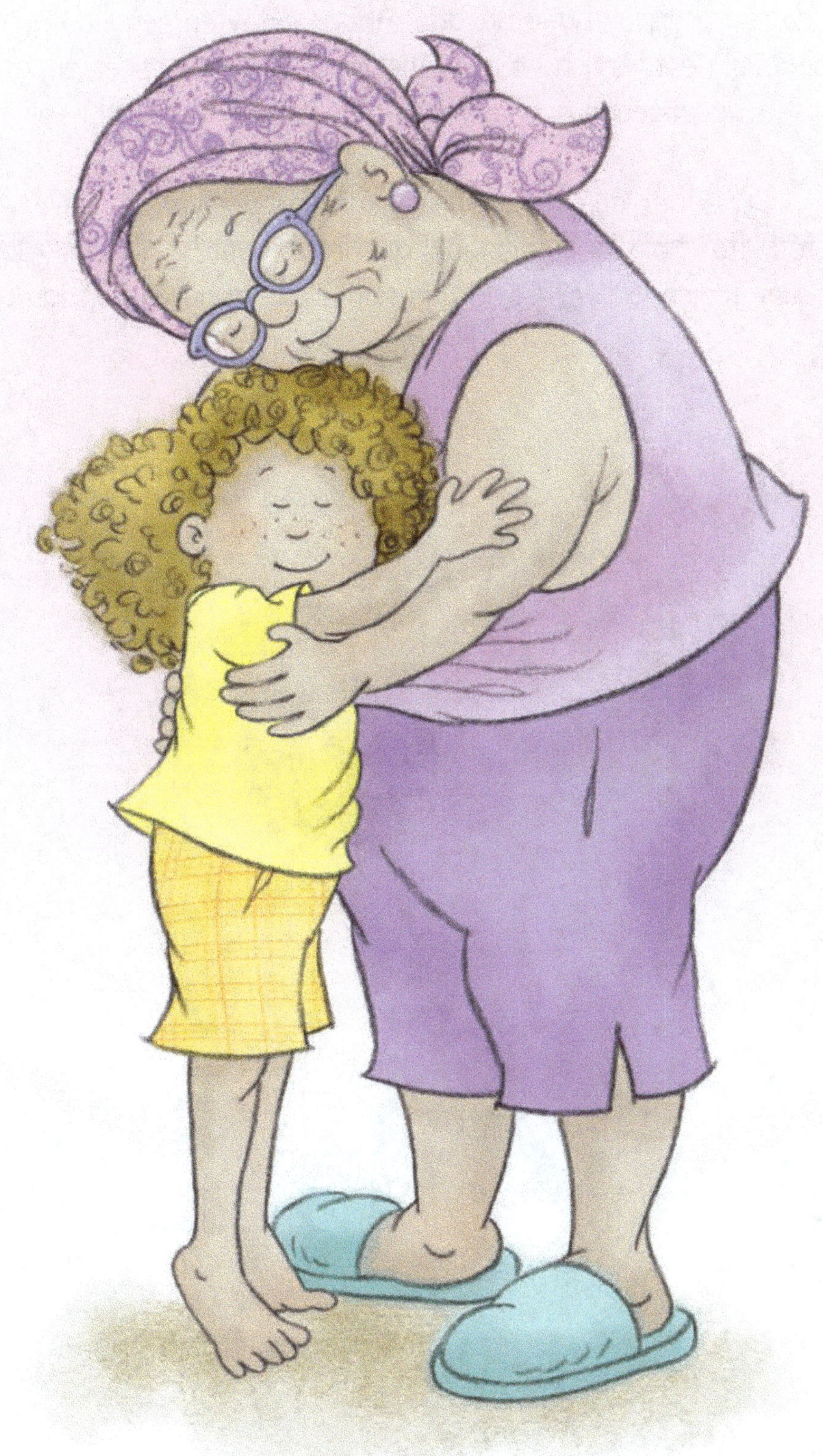

"¡Claro que sí!", dijo, y me dio un gran abrazo. Me sentí tan
bien al abrazarla de nuevo.

Bueno... ¿adivina qué?
Todo eso ocurrió el año pasado. Ahora estoy en segundo grado, y
mi abuela está mucho mejor. Incluso le volvió a crecer el cabello.
Sigue siendo gris, pero es muy rizado, ¡como el mío!

¿Y sabes qué? Mi abuela tiene dos pechos de nuevo.
Noté bultos bajo su camisa, así que le pregunté: "Abuela, ¿por qué
sigues teniendo dos? Creía que el médico te había quitado uno".

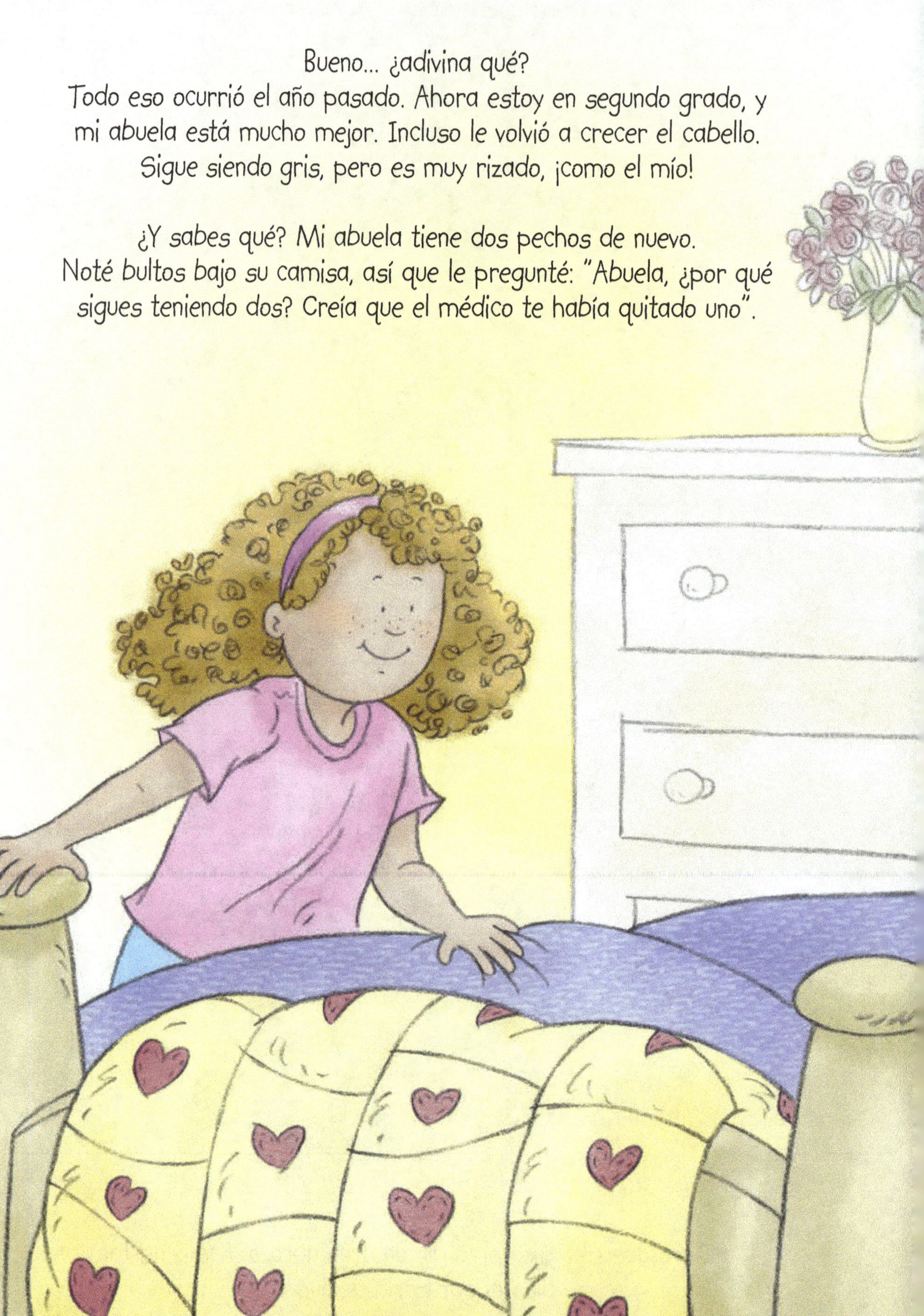

"¡Lo hizo!", dijo ella. "Pero después de mi operación, pude decidir cómo quería lucir". Podía tener un pecho plano en un lado,
o ponerme un pecho de mentira dentro de mi cuerpo durante la operación, o llevar un pecho de mentira
fuera de mi cuerpo, en mi ropa interior.
Entonces decidí llevar un pecho de mentira en el sujetador".

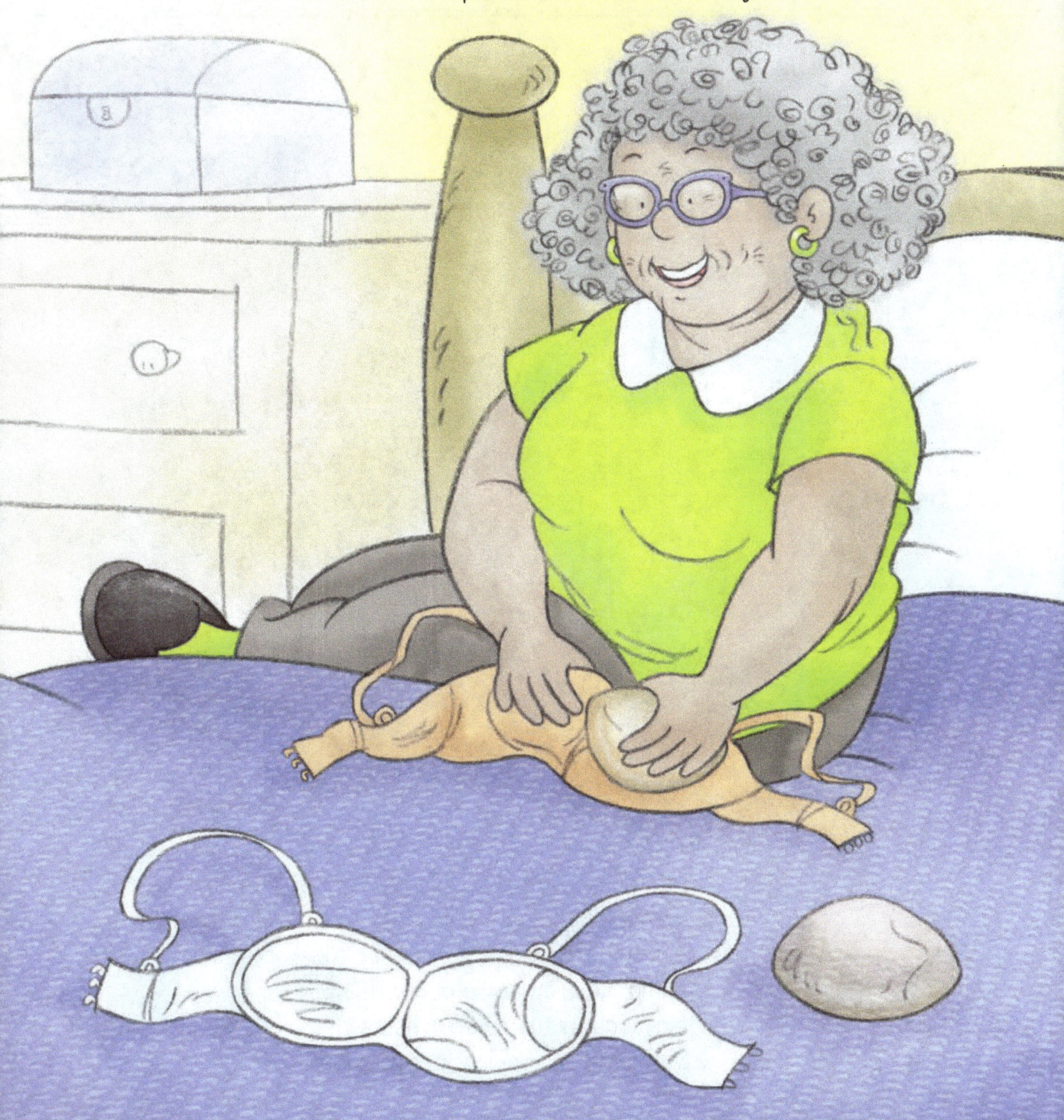

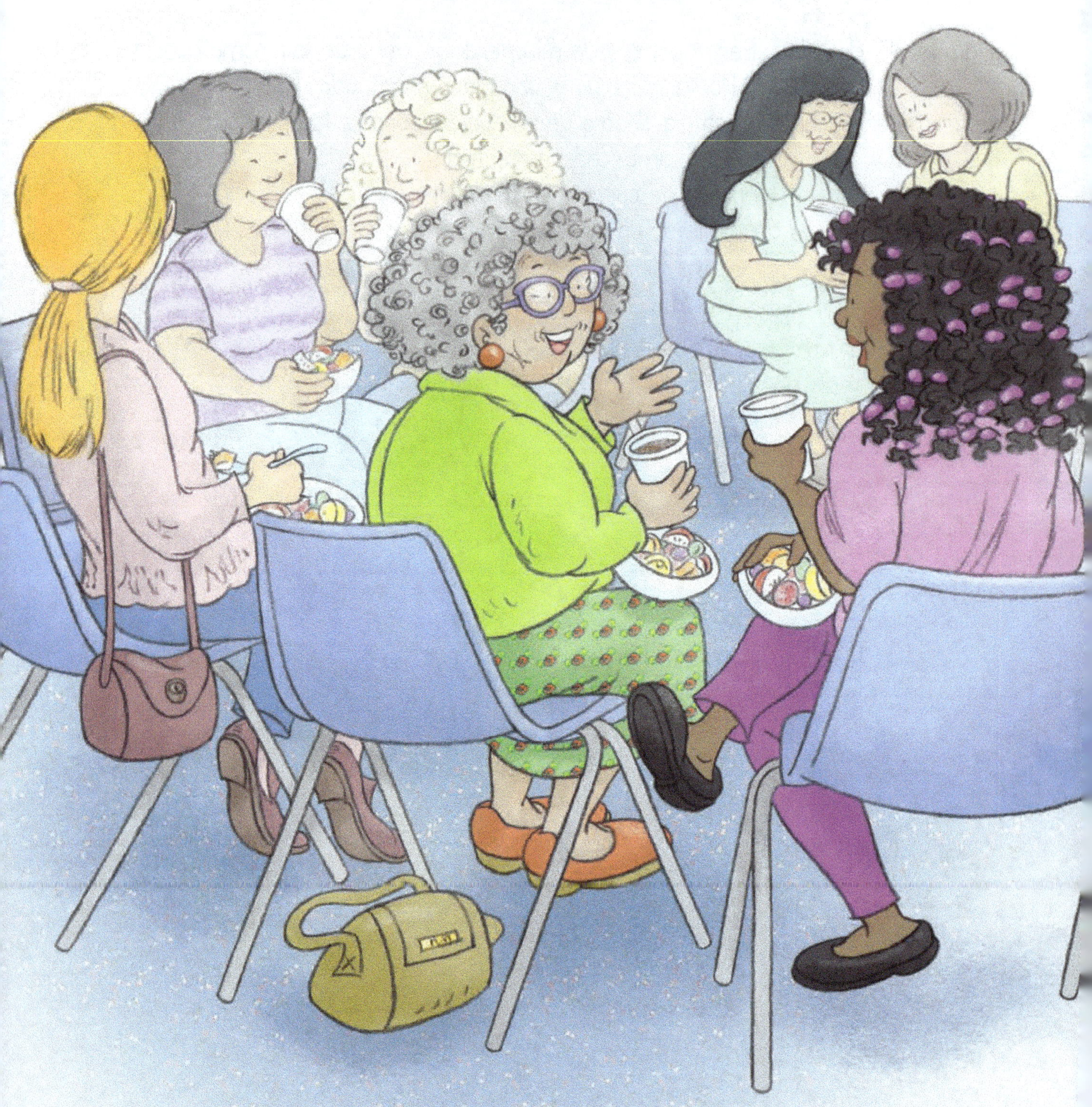

No estoy feliz de que mi abuelita sufriera cáncer de mama,
pero sí me alegro de que esté feliz y sana de nuevo. Una
vez al mes, se reúne con otras mujeres que tuvieron cáncer
de mama. Las llaman su grupo de apoyo.
Se ayudan mutuamente a estar bien,
y hablan de esos dolores emocionales.

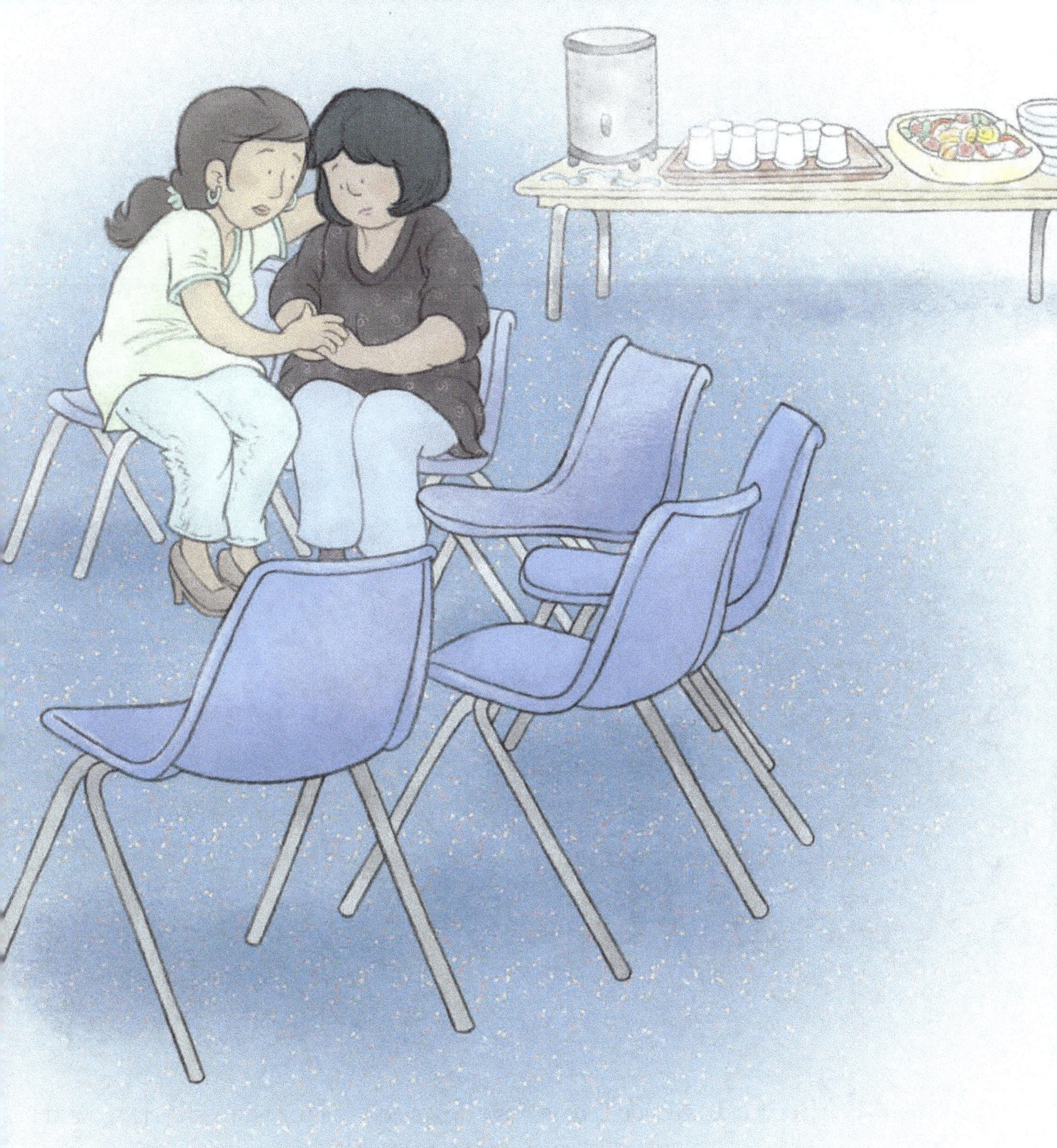

Sé que algunas familias no tienen la misma suerte que la mía.
A veces el cáncer sigue creciendo y creciendo, y ni siquiera la quimioterapia
puede detenerlo. Cuando eso ocurre, las personas no pueden mejorar y fallecen.
Mi mamá y yo rezamos por las personas que han muerto de cáncer, y también
por sus familias.

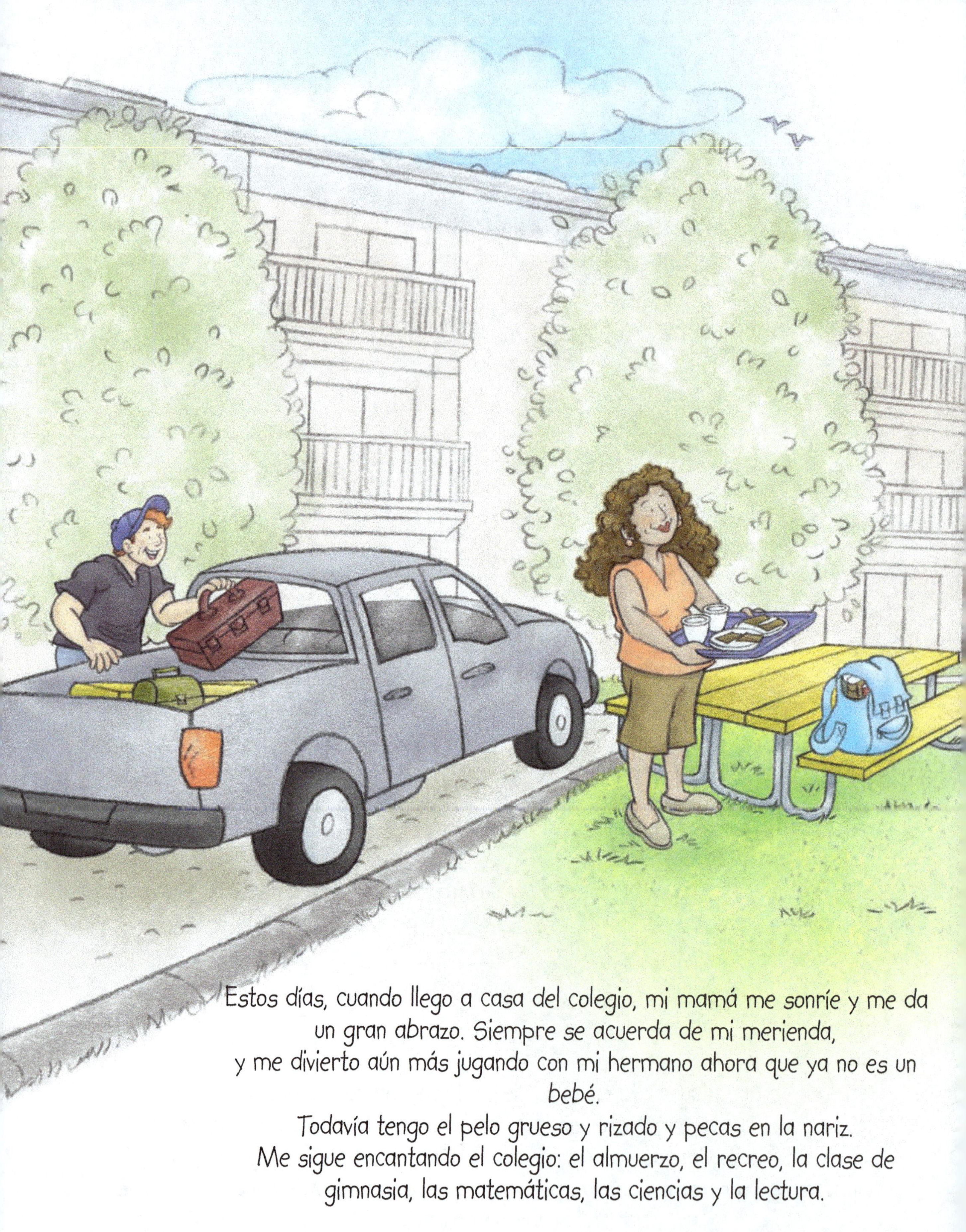

Estos días, cuando llego a casa del colegio, mi mamá me sonríe y me da un gran abrazo. Siempre se acuerda de mi merienda, y me divierto aún más jugando con mi hermano ahora que ya no es un bebé.

Todavía tengo el pelo grueso y rizado y pecas en la nariz.

Me sigue encantando el colegio: el almuerzo, el recreo, la clase de gimnasia, las matemáticas, las ciencias y la lectura.

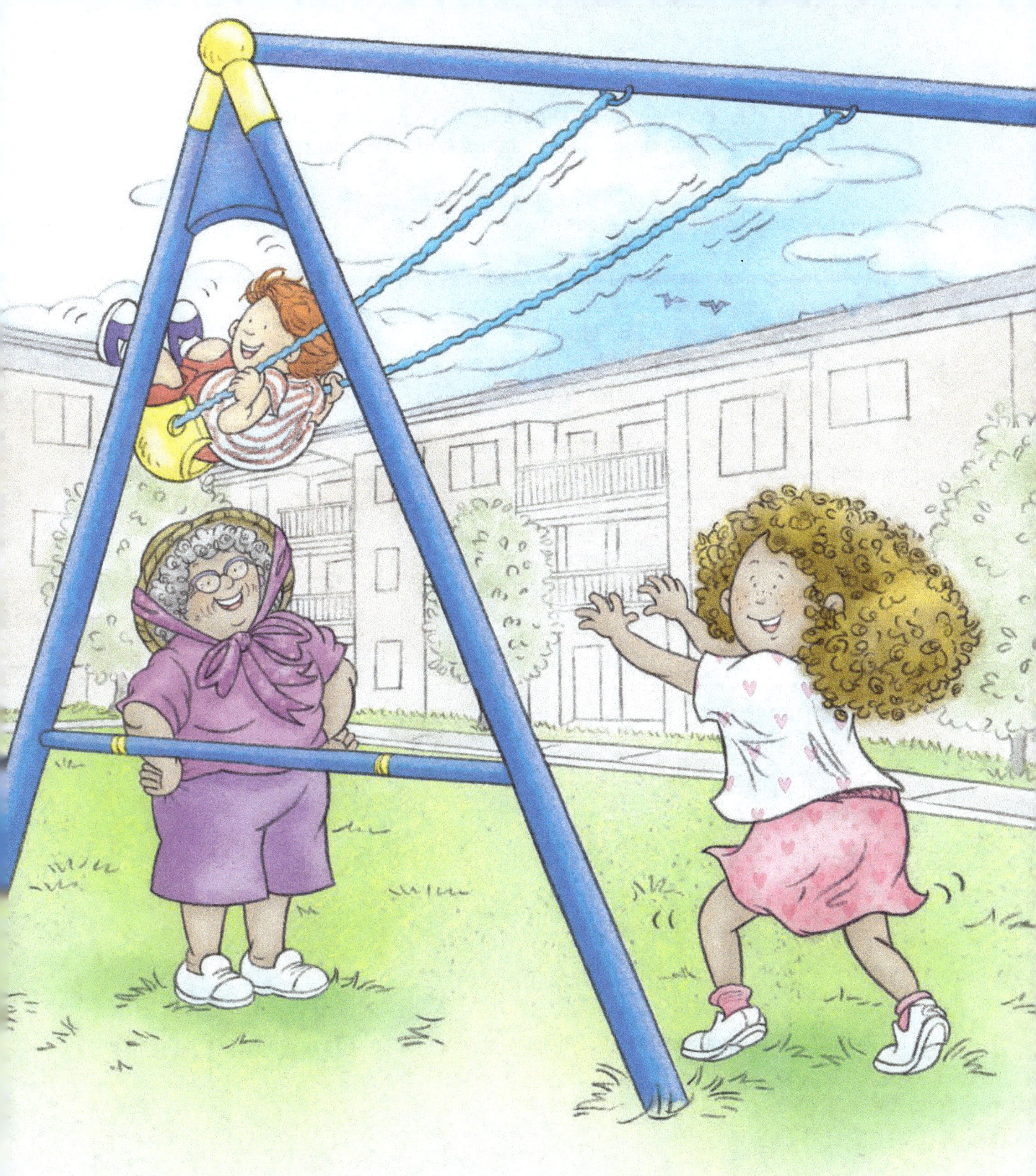

Sigo viviendo en un hogar normal con mi familia también normal. Sé cuánto los quiero y cuánto me quieren ellos.
Y, más que nunca, sé que el amor es algo muy poderoso.

Algunas recomendaciones para ti y tus hijos cuando un miembro de la familia es diagnosticado de cáncer:

1. Escucha - Una buena comunicación ayuda a todos los miembros de la familia a afrontar los cambios que se avecinan.
2. Escucha - Hablar con tus hijos honestamente y ayudarles a expresar sus emociones ayudará a que se sientan seguros y protegidos.
3. Escucha - Para llorar no hay límite de edad.
4. Escucha - El hecho de compartir información desde el principio ayudará a crear confianza.
5. Escucha - Asegúrate de preguntar si tienen alguna duda. Si no sabes las respuestas, diles que lo averiguarás.
6. Escucha - Ten en cuenta la edad de tu hijo y recuerda que no es necesario hablar más allá de lo que te pregunten.
7. Escucha - Haz saber a tus hijos que lo que sienten es normal y está bien.
8. Escucha - Sé sincero y optimista.
9. Escucha - Asegúrate de que tus hijos sepan que nada de lo que hicieron o dijeron fue la causa del cáncer.
10. Escucha - Mantén a tus hijos informados durante todo el proceso del cáncer.

Recursos

CancerCare
800-813-HOPE (4673)

American Cancer
Society800-227-2345

Kids
Konnected
800-899-2866

National Cancer
Institute800-422-6237

www.cancercare.org/publication/22-helping_children_when_a_family_member_has_cancer

www.KidsHealth.org

www.ingramcontent.com/pod-product-compliance
Lightning Source LLC
Chambersburg PA
CBHW080317030726
47593CB00009B/2780